〝生きるからだ〟に向き合う

―身体論的看護の試み―

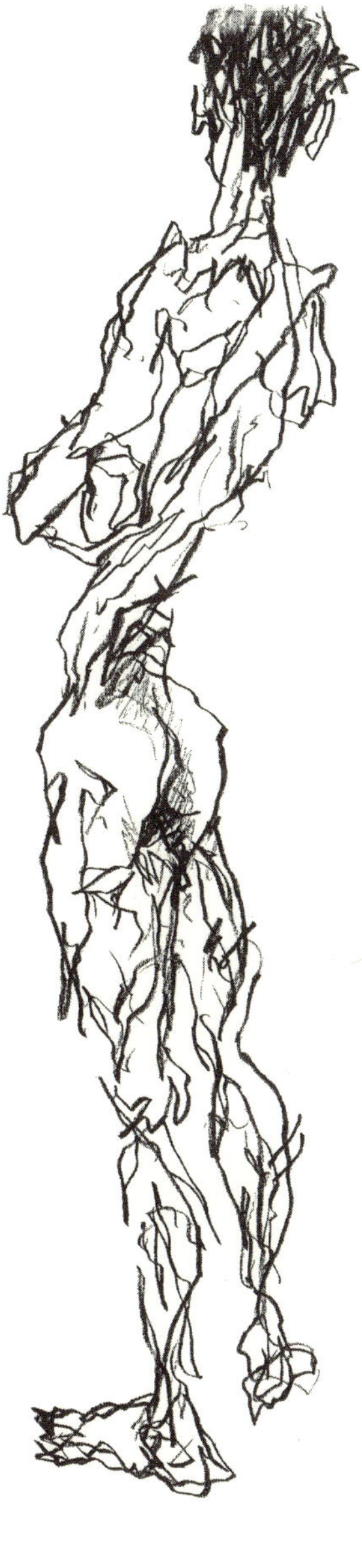

佐藤登美・西村ユミ 編著

へるす出版

はじめに

改めていうとおかしく思われるかも知れないが、これまで看護の実践では、患者の身体は解剖・生理的な理解を基盤にしてなされてきた。たとえば、看護師の基礎教育課程で最初に学習するのは、極彩色に縁取られた人間の皮膚の下にある五臓六腑の図や人骨のモデルによる身体構造である。あるいはまた、生理機能としての細胞・組織・器官の働きである。このような構造や機能をもった身体が疾病に陥ったときには、どの組織や器官にどのような変化が生じているかを理解し、そのうえで看護をいかに行うか、というふうに学ぶのが通常の方法であったし、これは今日でも変わらない。要するに、近代科学的なもしくは心身二元論に基づく、きわめて客観的、科学的な立場に立つものである。

一方、私たちが日々経験するからだは、こうした構造と機能をもっているにしても、かなり違っている。少なくとも、解剖学や生理学を用いて客観的に認識されるような回りくどさはない。もっと直截的で、一切の説明がいらないまま、〝わたし〟に実感される。およそ、心とも身とも区別のつくようなものではないし、〝からだ〟はそのまま〝わたし〟としかいいようがないものである。というわけで、私たち（看護者）自身に経験されているからだ（感）と、仕事上で行っている患者の身体を客観的に理解するやりかたとの間には、隔たりが存在するのである。しかしこの隔たりを、私たち看護者は余り気にしなかった。おそらく、改めて問うこともないほど、自明のものとして看護を行ってきた。したがって、患者さんの痛みに遭遇したとき、たとえば〝これは○○の器官が腫瘍の圧迫を受けて痛みを生じさせている〟とわかれば、そのわかったところでの対処に終始し、それ以上患者さんが経験している〝痛み〟には踏み込まなかったし、対処しようとはしなかった。つまりは、それでよしとし、こういう対処のしかたが仕事のうえで不十分だとされることはなかったのである。

けれども、現場の看護（行為）に明け暮れる看護者らは、心の何処かでもっと患者の身になって看護をしたいと思う気持ちを絶えず抱いてきた。なぜそのように感じるのか、よくよく突き詰めることはなくても、この気持ちには看護という仕事を行うときに自然に湧いてくる〝暖かい〟生き生きとした感覚が足らないように思われた。あるいは、看護（ケア）の不十分さと、どこかしら繋がっているような思いを密かに募らせていた。しかし、それが何に由来するのか、改めて問うことはなかった。ただ、もっと患者の身になってケアをしたいという臨床看護師の主観的な願いのような、満たされない気持ちだけは解《ほど》かれることなく残されてきたように思う。

だからこんな気持ちが、ときおり臨床看護師が口にする「どんなに忙しく立ち働いていても、今は看護をしている気がしない」といった言葉や、「患者さんが本当にして欲しいことをやっていない気がする」といった表現になって出てきても不思議ではない。ことさら、看護が科学化を標榜し始める七〇年代以降になると、看護者は実践上、他者を見る際の身体と自分が経験している〝からだ〟との間にある隔たりについて、それをまともに意識することを避けてきた。あるいは、当時の科学的であろうとする趨勢のもとでは、自明のものとして捉えられ、多くはそれ以上のこだわりにはならなかったのである。

ともあれ、今日では看護という実践が科学的根拠に基づくという認識はごく一般的なものとなり、もはや全くもって疑念の余地はない。が、その一方で、実践の場では、先の臨床看護師の言葉のような不完全燃焼を思わせるような感想もまた少なくないのである。たとえば、忙しい現場で看護師が疲れたとき、あるいは一秒を争うような急場が一段落したときなど、看護師が自身のどこか深いところで感じる空しさは、日常的にしばしば経験するところである。もっとも、こんなことにこだわって考える暇もなかったのが、臨床現場であった。だから、浮上してきた空しさは、あたかも何かの澱《おり》のように来た道を戻るように沈潜するほかない。あるいはときどき、看護師がこの隔たっている感じに気づき、気になることがあっても、徹底的に追求するようなことはなかった。おおかた放置するか、先送りしてきたのである。つまりはそういうふうにして、この隔たりに関する自覚は看護師のなかにしまい込まれてきたと言える。

ところで現在、大学院の看護学研究科に入ってくる学生の多くは、慌ただしい臨床を離れ時間的余裕を得る。すると、普段持ち越してきた仕事上の課題や疑問に気づくことが多い。あるいは、先の言葉のように自分が「…看護をしている気がしない」気持ちが動機になって、もう一度勉強し直そうと入学する場合もある。授業や演習の場で、こうした臨床で自分が感じてきた、あるいはしまい込んできた気持ちがしばしば語られたり吐露され、話題（時には主題）となって考えることは少なくなかったのである。そこで、このことに改めてこだわってみよう。それが何に由来し生じてくるのか。とりあえず、もう一度、私たちが経験している臨床という看護場面を丁寧に振り返り、そこで、私たち（看護者）にとっての〝からだ〟を考えてみよう、これが動機となって、平成一五（二〇〇三）年の初秋の頃、「身体論（身体の現象学）」の自主ゼミが始まったのである。『精神としての身体』（市川浩、勁草書房、一九七五）をテキスト代わりに読み進め、読み進めるだけでなく、手探りながら身体論の観点から、臨床で行った看護実践やそこに対峙していた自分を振りかえる（もしくは辿りなおす）作業（吟味）を行ってみた。すると、ゼミのメンバーのそれぞれが、程度の差はあっても、改めて看護をするうえでの〝からだ〟という経験に気づかされたり、その自覚を促される思いを深くした。もっと率直に、私たちは患者のからがに向き合っていなかったとわかったのである。別な言い方で、〝からだに向き合う〟とはどういうことだったか、思い出したのである。私たちは、それをそのまま放って置けないような気がした。だから、まずはそうした経験や自覚を表現しようと思った。これが、本書の動機となった。

それに、現在、看護の臨床現場の現状を振り返れば、先進的・高度医療技術による診療が要求する看護師一人ひとりの業務は、ますます分断的ないしは分節的に担当せざるを得なくなっている。そういう現実のなかで、自分の〝からだ〟の経験を拠りどころとして、目前の患者（からだ）に向き合うようなやりかたは極端に少なくなってしまった。それがすでに述べたように、看護師らのこの仕事への不全感を増し意欲を削ぐだけでなく、〝人のケア〟という本質からも逸れていく状況を招いているかも知れぬ。そうだとしても、もはや歯止めなるものを見いだしにくい。そこで厄介だが、もう一度原点に立ち返って看護者自身が、〝からだ〟を問うという作業と思索を行うしかない。そうした作業と思索にわずかでも役立ちたいというのが、本書の大まじめな狙いである。

さて本書はⅢ部から構成される。

第Ⅰ部の「〝からだ〟を離れる」では、そうした状況の始まりを探してみたい。一九七〇年代、高度成長を機に、産業、流通、通信などあらゆる分野が一斉に技術革新した時期、医療（現場）も例外ではなく、技術革新が急激に進められた。それに伴って、臨床看護もその考え方や技術も大きく様変わりをするのである。おそらくこの時代的な勢い、言い換えればこの急速な看護の技術革新のなかで、看護者一人ひとりが自然に具していた自らに経験される〝からだ（感）〟を遠ざけ、あるいは薄れさせるような、いわゆる〝からだ〟を離れることを始めていった。まずその状況を素描し、ついでこの状況（現象）に対し、ある種の慎重さと違和感を抱いていた者らもあったので、その一例を示したい。

第Ⅱ部「〝からだ〟への回帰―その試み」では、七〇年代の看護の技術革新から四〇年余りが経ち、看護は大学教育が当たり前となり大学院教育も珍しくなくなった現在、言わば、〝からだ〟に拘《こだわ》った者たちが始めた身体論学習会（自主ゼミ）があった。その状況を紹介し、自主ゼミのメンバーがそこで学んだことがらをもとに、臨床で向き合う〝からだ〟について経験した内容を事例ふうにまとめている。それを紹介したい。これは臨床現場での科学的な方法に基づいて対象化されていない、素朴な〝からだ〟への回帰を試みた内容だと言える。

第Ⅲ部は、現在の医療状況を問い直し、問題の所在を分析しながら、「今、なぜ〝身体論〟なのか」と主題を正面に据えての論述。そこから、私たちの生きた〝からだ〟の回帰を目指し、心身二元論を超えたところでの臨床看護の在り方に言及する。それが看護における経験知を豊かにし〝臨床の知〟を生み出して、これからの看護実践の可能性を拓くというものである。

　これは、私どもの勝手な期待だが、本書がきっかけになって、看護者らが自分の〝からだ〟と患者さんの〝からだ〟を、感じられる経験を通じて共有し合い、実践（ケア）に通底する〝からだ〟の如実さにいささかでも気づいてくれるなら、こんなにうれしいことはない。

　その結果、たとえば〝からだは面白い〟〝からだはやさしい〟〝からだは経験を繋ぐ基地だ〟のように、臨床看護の現場で〝生きたからだ〟の実感（リアリティ）を感じ合うことができたなら、看護という仕事が元来もっていた瑞々しさを回復できるかも知れない。またそのようなケアを受ける患者さんも、医療技術という科学的手法に十重《とえ》二十重《はたえ》に絡められ、逃れようもない苦しいだけの身体から、〝からだを生きること〟にもっと自由になれるかも知れない。そういう回復が、現在の臨床看護の場で、なによりも先に重要だと考えている。

平成二五（二〇一三）年一二月

佐藤　登美

執筆者一覧

●編集●

佐藤　登美（元静岡県立大学看護学部長、前静岡県看護協会会長）
西村　ユミ（首都大学東京大学院人間健康科学研究科教授）

●執筆者（執筆順）●

奥原　秀盛（文京学院大学保健医療技術学部教授）
細野　知子（首都大学東京大学院人間健康科学研究科博士後期課程）
肥後恵美子（元名古屋市立大学看護学部地域保健看護学助教）
中川　理恵（浜松医科大学医学部看護学科講師）
三浦　智美（静岡赤十字病院救命救急センター病棟看護係長）
宇佐美　恵（ＪＡ静岡厚生連清水厚生病院看護部）
鈴木　聡美
和久　紀子（首都大学東京大学院人間健康科学研究科博士後期課程）
大石　朋子（神奈川県立保健福祉大学保健福祉学部看護学科助教）
原澤　純子（常葉大学健康科学部看護学科助教）
望月　さよ（株式会社アマダ　富士宮総務・人事部　保健師）
池田　和恵（元静岡県立大学看護学部助教）

目次

表紙・画──亡月王

第Ⅰ部　〃からだ〃を離れる

第一章　一九七〇年代の頃―看護技術の科学化という趨勢のなかで―

佐藤　登美

戦後二〇年が過ぎ、〝もはや戦後ではない〟などと言われるようになる一九六〇年代の中頃から、日本社会に高度経済成長をもたらしたさまざまな技術革新の波が、医療の現場にもどっと入ってきた。それまでは、医療の場で人（医療の提供者）と人（患者）の間に大掛かりな器械は介在することは少なかったが、各種のレントゲン装置や心電計、超音波や監視装置など、いわゆるME（Medical Electronics）と呼ばれる電子工学系の技術が疾患の診断や治療に広範に応用されるようになり、ベッドサイドの様子は大きく変貌していくのである。その変化は当然、日々の看護業務にも及んだ。次々に採用される新しい診療器具を使った診断や治療法が開発されると、いわゆる〝診療介助的〟な内容が否応なく増え、看護師の判断でなされていた患者の〝身の回りの世話〟と称される部分の業務を圧迫するようになっていった。好むと好まざるにかかわらず、看護実践は科学的にならざるを得なくなっていた。

さらに一九七〇年代に入ると、その初頭、まだ街角に学園闘争の催涙弾の臭いが余韻のように残る時期であったが、教育や臨床の場にアメリカからの看護の理論や方法が翻訳されて発行されるようになった。例えば、I・J・オーランドの『看護の探求』（一九六四）[1]やヘンダーソンの『看護論：The

Nature of Nursing』(日本看護協会出版会、一九六八)[2]の翻訳を皮切りに、F・G・アブデラ(一九六三)[3]、E・ウィーデンバック[4]や、H・E・ペプロウ[5]などの理論が翻訳され、次々と単行本となり、雑誌にも毎号そうした翻訳が紹介されるようになった。

このような輸入される看護に関する知的な波が、それまでの総じて個人の経験の積み重ねをもとにした知見や技法の看護から、できるだけ科学的に根拠づけられる理論や知識に基づく方法へと転回するように仕向けていった。そして、先進的な看護者たちは、この変化に敏感であったと言える。率先して、目の前の患者(身体)に対し、〝相手〟と呼ぶような関係よりも、第三者としてあるいは科学的な方法の対象として、客観的に把握することが重要だと考え、そのような主張をし行動するようになった。

こうした二つの動き、つまり空前の医療技術の進歩とアメリカ看護の知的上陸とは、これまでにない説得力をもって、戦後の日本の看護を大きく展開させ、急速に様変わりさせた。あたかも、臨床看護の土壌が天地返しされるように、客観的な科学的知識と技術の適用が推奨され、それまでの主観的な経験や訓練に基づく方法にありがちな不確かさは退けられていった。これは、時代の趨勢だったと思われる。それにこうした指向は、看護の技術的進歩や専門性の確立に繋がると標榜されたから、看護者らは一途に邁進したのである。お手本になったのがアメリカ看護の動きであり、その特徴は当時アメリカ社会を席巻していた行動科学的、プラグマティックな考え方に基づくものが多かった。

その結果、看護者が自分の身体に照らすような主観的推測は措いて、患者の身体を客観的に観察し、計測して捉えるようになった。たとえば、科学化を標榜しながら「アセスメント」「フィジカルアセスメント」「看護診断」などといった具体的な方法が、どんどんベッドサイドに入ってきた。それらの方法・手続きに通じれば、看護者らはもう覚束《おぼつか》ない主観的な推測に頼らずともよかった。そうなれば、覚束ない推測の根拠となる私の〝からだ〟はいらなかった。こうして、看護者の「〝からだ〟を離れる」ことが始まり、やがて方法や手続きはスタッフの誰でもが同じ行動ができるように基準化が奨励され、この時期から、いわゆる〝手引き〟や〝マニュアル〟作り（便覧）が、全国の病院（看護部）単位や診療科別病棟などで盛んに進められた。そうやって、それまでの看護実践は標準化したマニュアルにどんどんたたみ込まれるようにして、ますます看護者の〝からだ離れ〟は進んだのである。それに、こうした臨床看護の科学化の流れを疑問視する者はほとんどいなかった。

　とはいえ、ごくわずかながら、勢いをもって変容する看護実践に違和感を感じたり、なべて〝科学的であろう〟とすることにいささかの用心深さをもつ者もあった。今振り返ると、たとえば実践で有機的な人間関係を重視する者のなかには、そうした慎重さがあったように思う。またそうでなくても、苦悩や死にまつわる人の極限的な経験に遭遇するようなとき、それらを専らに科学的（つまり三人称で）に分析し、その対応だけで終始しようとすること（ケア）に躊躇う《ためらう》気持ちが出てきてしまう、といった感じを抱いた看護者は少なくなかったであろう。その躊躇う気持ちは、看護者自らが経験している身体感を措いてあるところから湧いてきていた。言い換えれば、自らの身体（主体）が反応してしまう具体的な感覚（リアリティ）を退《しりぞ》けて、目的的に、操作的にだけケアを為そうとするところに生じており、これは葛藤だった。そこで、この窮屈さ（葛藤）を和らげるために、自然と〝普段（いつも）のように感じたい〟と、言わば無調整な気持ちが押し返してくる。これは、意図しない自然なことなのである。この気持ちが、頓着して来なかった看護実践場面にある自・他の間の〝隔たり〟に気づかせ、客観的操作に終始することへ不自然さを感じさせたのであろう。いずれも個人的というか、いかにも感覚的、心情的な内容であったが、そのように気づいた者のなかから、科学化ばかりが強調される看護の方法や技術に疑問を持つ者が出てきた。疑問と言ってもまだ漠然としていたが、それを表明するべきだと考えるようになった。おそらくこれが、具体的にからだのリアリティを取り戻そうとした、最初の試みではなかろうか。

とくに、一九七五年、市川浩が『精神としての身体』(6)を著わしたとき、この現象学的な〝からだ〟の認識(ありようといってもよい)に衝撃し、勇気づけられた者があった。かくいう筆者もそうであった。そこで、そうした気持ちを書評のかたちではあったが、「身体の復権が開示する世界」(一九七六)(7)と題して発表した。これは、看護という行為が科学化を指向するあまり、素朴な〝からだ〟の実感を削いでしまうことへの〝畏れ〟であり、強引に心身二元論的に割りきろうとすることへの恐れ(問題意識)であった。

その後も、この問題意識をずっと持ち続けていた。そこから、医療の場でケアをするさいの自身の〝からだ〟の感じ(リアリティ)に拘《こだわ》った、看護実践主体の本来的な在り方を求めたいくつかの小論文を発表している。いずれも模索的なものである。とはいえ、当時の看護界の科学化指向や目的的に操作性を優先する趨勢、あるいはそうした大勢的な技術観に対して、怯まず実践者の〝自身〟を回復せよと説いている。この場合、〝自身〟とは「主体」であり、他ならぬ「私のからだ」である。そういう「私のからだ(自分)」でもって、いま向き合う相手(患者)が感じているように感じてみませんか。

あるいは、そうやって向き合う身体が、交信し合う肌理《きめ》のような（言うなれば身体論的）世界に気づいてみませんか、と呼びかけているのである。そのようにして生まれる交信こそが、患者との関係に真の信頼や共感をもたらすと指摘している。そうしたなかから、二編を紹介したい。もう一編は、学生の看護実習での場面を描いたものである。就学中の学生にあっては、まだ科学的な根拠に立った技術は弱い。その分、普段の身体の感受性がいきいきと働く。そんな様子を見ていただきたい。

＊　　＊　　＊

第二章　〝からだ〟に纏《まと》う力とリアリティを求めて

佐藤　登美

一・看護行動の根拠としての、私の〝身体〟―Kさんのケーススタディ雑考―

1　はじめに

私たち看護婦にとって、〈身体〉はたえずつきあわねばならない相手である。言いなおせば、患者さんであるが、ベッドサイドには患者さんというきわめて具体的な身体そのものが、如実に、時にあらわなかたちであふれている。

私たちは、この患者さんという個別的な〈身体〉に対して、できるだけひと（人）的にはたらきかけたいと考えている。けれども、従来的には、この相手（患者さん）に対し、医学的ないしは病理学的および解剖生理学的な人体把握（理解）が優先しており、そこを根拠として対応（はたらきかけ）をしてきたのも事実である。

そして、だいぶ前から、この人体把握的とも言うべき理解のし方には、少なからぬ反省が加えられて、私たちの、この相手に対する捉え方や態度をかなり変えてもきた。いわゆる、〝全人間的〟とか〝総合的な対応〟とか呼ばれるものであり、〝共感〟や〝ラポール〟を強調するものである。

しかしながら、こうしたひと志向的強調論も、この相手（患者さん）を心身二元論的に分けたところからのものであるかぎり、ひと的にはたらきかけたいという気持とはうらはらに、十分な説得力をもつものではないような気がする。

この説得力を欠く理由は、たとえば日常的な臨床看護の場面では、看護計画をたてたりそれを評価したりする時に、ある問題点では、決して身体的だけとも、精神的だけとも分けきれず、その双方がからみあい、重なりあって、その患者さんに耐えがたい状況をもたらしている、というようなことがきわめて多いことにある。末期にいたった時の持続的な〝痛み〟は、そうした例の典型的なものかも知れない。むろん、末期でなくとも、〝不眠〟や〝食思不振〟などもそうであり、臨床的にあげていけばきりがないはずである。

要するに、〝全人間的〟と言っても、〝総合的〟と言っても、それが相手（患者さん）に対して、あらかじめ身体という領域と精神という領域がある、と、そう二区分的に発想されているかぎり、この両区分の補完にほかならないのである。ところが、その〝痛み〟とは、この二区分法に従えば、痛い場所が足（身体）であり、その痛みに苦しんでいるのが精神だということにもなるのであろうが、そんなまどろこしい〝痛み〟は、現実的には存在してはいない。

この時、〝痛み〟はそのままで、そのひと自身である、としか言いようがないものである。

それゆえ、もしこの相手（患者さん）に対して、〝全人間的〟にはたらきかけたいのであれば、身体と精神の補完的合体としてではなく、身体がそのまま精神であるところの一人の〝ひと〟として捉え、その対応のし方を組みたてて、ようやく、〝全人間的〟と言えるものになるのだと思われる(1)。しかし、これは、従来的な対象（患者さん）把握の考え方から言えば、一部の修正や反省でおぎなえるものではあるまい。〝ひと〟に対する受けとめ方の根源的な部分、つまり発想の転換が必要なのだということになる。

と言っても、このことはあるいは、多くの臨床看護婦にとっては、今さらでもない指摘であるかも知れない。と言うのは、たった今鎮痛剤をうったばかりなのに、「今度は何時に（注射を）してくれるのですか」と、予感的とでも言うべき痛みを恐れて、手を合わせながらきいてくる患者さんを見て、痛い場所は〝足〟（身体）だと分析的（？）にみることなどは、どんなに分析ずきな看護婦にもとうていできることではないからである。

少なくとも、痛がっている相手の痛みは、それを見てしまった者にとっても、全身的にどうしようもないほど、呼応的に感じてしまうのはおさえがたいことであり、それはそう感じて、たぶん自然なことなのである。これは、言ってみれば、私に〝身体がある〟という証《あか》しのようなものである。そしてこの証しがあればこそ、多くの臨床場面で、意図するよりもずっと早く、目的的に認識するよりもずっとスムーズに、相手の状態がどんなであるかを、私は覚知することができる。と同時に、ここで言うこの〝身体〟は、もはや精神と身体とを二元論的に分けた、その片われの部分ではない。私の〝身体〟と言っても、それはそのまま看護婦のワタシ自身に他ならない。

言いなおしてみると、そうした心身非分離での、相手（患者さん）の身体が、私の身体の前にあるように、私という看護婦の身体もまた、相手の前にいつもさらされている、それが現実的な臨床場面なのだということになるのだろう。そこでは、この証しとしてさらされている私の〝身体〟に、私が自覚的である時ほど、患者さんそのひともまた覚知されやすいという関係にあり、それはまた、単に相手がどんなふうであるのかの覚知だけにとどまらず、その覚知された内容がひきがねとなって、次の行動（はたらきかけ）へと、私を促がす動因（力）となっているものではなかろうかと推測される。

もしそうであるのなら、看護が〝ひとのする、ひとへのはたらきかけ〟だという時、そのはたらきかけを、内側から強力に動機づけている重要な要素として、私の〝身体〟がはたらいていることに気づかねばならない。つまり、その時どんな内容のことをはたらきかけるにせよ、そのはたらきかけの手がかりをみちびいてくれるところに、根拠としての私の〝身体〟がはたらいている、ということになるのであるから。

それだけでなく、看護場面における私の〝身体〟は、もっとずっと広範に、相手の患者さんの〝身体〟に、ナイーブに呼応的にはたらいているのかも知れない。と言っても、これらはいずれも推測の域をでるものではない。そこで、昨年行ったケーススタディ「急速な上行性麻痺と闘う予後不良患者の明瞭な意識を追う――その病気体験の一部を探る」（第8回日本看護学会成人看護分科会）のサブノートから、この推測をより確かめられるような場面を抜きがきして、そこで共に考えてみたいと思う。

要点は、看護という対人関係的なはたらきかけにとって、相手の身体とそして私の身体とが、どう交流・交錯しあうのかを探ることである。そこから、心身二元論的な〝身体〟観からは見えにくい、患者さんという精神としての身体像をレリーフ（浮き彫り）することができればよい。しかし、このレリーフは、相手を一方的に対象化して、ながめすかしつ捉えることではない。むしろ、私の〝身体〟のはたらきをうかがうところから、このレリーフを彫ることがかなう。したがって、場面は、私にこだわったところから推理されねばならないだろう。それが、短絡的な言い方だが、従来の二元論的な心身の補完的合体としてではつかみにくかった〝全人間的〟というテーマへの、もう一つの近づき方として必要なことであり、同時にこの〝はたらきかけ〟(看護行勤)の構造を素描きする上でも、重要であるだろうと考える。

2　動　揺

正月あけそうそう、左足をひきずりながら5度目の入院をしてきたKさんを迎え、私たちは少なからぬ動揺と共に、何とも言いがたい気持で落ちつかなかった。

なぜだろうか。

すでに、Kさんはあらゆる抗癌対策をした後であり、これがたぶん最後の入院となるだろうことが予想されていた。そして、私たち看護婦にとって、これからの数カ月間が、どんな経過をたどるかはよくわかっていた。にもかかわらず、私たちのする努力は、こうした時期ではたいていの場合がそうであるように、ほとんど彼の病気の進行そのものには、まるで歯がたたないことも熟知している。そこから職業観をこえた、今の治療の限界に対するあらがいがたいやりきれなさを感じるのは、どちらかと言えば、ベッドサイドではありふれたことであり、そこに動揺が生じたというのでは、必ずしも正確ではない。

　彼の場合、それまでの4回の入院生活によって、私たちはそのひとがらをよく知っていた。病気治療に対して、克己的ないしはストイックなまでの生活態度には、ただならぬ印象――感動と言ってもよいようなもの――を受けてきていた。よく私たちの間で〝どうでも死なせたくない…〟という言葉で表わす気持があるが、そんな気持よりさらに強い何かの感じがあった。もっとはっきり言えば、今度の入院を、私たち自身もまた、ひそかに恐れていたのであり、この恐れのなかには、これからのつきあいが、一方的に彼自身の問題だと、それだけではすましきれないものが、私たちの内にすでにわずかにせよあったことによるだろう。つまり、これからの経過は、私（たち）自身をもひきずりこみそうな予感があり、そこから落ちつかない感じ――動揺――が生じていたのではないかと思われる。

　しかし、一体、私（たち）の何が〝ひきずりこまれそう〟なのであろうか。

　それは、これからの経過で、彼が如実に表わすであろう全身での生きることへの努力がどんなであるかが、前回、前々回の入院の記憶から推察することができ、その推察の際、彼の息づまりそうなストイックな生きざまが、私の〝身体〟の上にかぶさるように直感的に感じられたことによらないだろうか。端的には、ひきずりこまれそうな予感は、私の〝身体〟に投影された、彼の死を前にした生きざまに他ならない。より正しくは、その生きざまに抗しきれそうもない私の〝身体〟が、その恐しさ（緊迫感）を左右にさけようとして、動揺している、と言うべきかも知れない。

　もしこの推理があたっているのなら、〝身体〟とは、必ずしも私の目前にあって、見たり触れたりできる時にのみ、呼応しているのではない。予想や記憶という、かなりおぼつかない刺激にも、敏感に対応的にはたらいていく、ということを示している。たとえば、死期が迫っている患者さんの個室に入る前、まだ廊下にいながら、私が瞬間にして、何ごとかを身がまえているように、必ずしも直接的な刺激がない場合にも、私の〝身体〟は呼応的にはたらいている。この身がまえた私の身体は、単に即知覚的なところにだけ機能していない、言うなれば時間的、空間的な守備範囲（ひろがり）をもって、はたらいていることを表わしている、と言えるだろう。だが、このようなひろがりをもってはたらいている身体について、心身二元論的な〝身体〟の領域では、どのような説明がなされるのだろうか。いや果して、その範疇に入りきるものなのかどうか。

ともあれ、私たちは彼が入院した翌日すぐに、今後の援助方法をめぐってカンファレンスを開いた。これは、私たち自身の動揺を静めるためにも必要なことであった。ちょうど、ドアを開ける前に、身がまえるようにである。

3　脱　毛

某抗癌剤の副作用のために、1週間ほど前から脱毛が始まり、頭髪はむろんのこと体毛までおびただしく脱けて、枕といわずシーツの上に落ちた毛がバラバラと散っていた。彼は数日前から、ナース用のベッド箒を枕元に置いておき、1日中何回となくその脱毛をはらい落していた。その様子がやけに上調子で変に明るいので、私は気になってベッドの足元のほうに、ほんの数秒間立ちどまってみていた。すると、やおら「アソコの毛もきれいさっぱりですよ、アハハハッ」と甲高い声で笑ったので、こちらがびっくりして息を呑んで行きかけようとすると、「今日こそ頭を洗いますよッ」と、これも前後の脈絡から言えば、かなり唐突な言葉に聞こえた。が「いやァ、看護婦さんにずっと催促されていたんですけれどね、これ…」という言葉を全部聞かないうちに、私はここ数日間、彼の洗髪のことがカンファレンスで問題になっていたのを思いだした。もう髪の毛は殆んど脱けてしまい、かろうじてその脱けた毛がすずめの巣のようになっているのを、そおっと乗せて、かぶるようにネットでおさえていた。しかしフケと寝ぼこりとで、一かたまりになった毛はにおいがしてきそうなほど汚れていて、看護婦たちはそれを取って、一度きれいに洗いたがっていたが、彼は頑としてこの洗頭を認めず、まだ洗っていなかったのである。

けれども、彼が「今日こそ…」と言ったことで、看護婦たちにそれとなく催促される洗髪を断わりながら、実はそのことにどれほどこだわりながら拒絶していたかが窺える。またそれを察しないで、早く洗えばよいのに、と簡単に決めつけて、洗髪の拒否の意味を探ろうともしていなかった私たちの対応の薄ぺらさに気づいて、私は次第に赤面しそうな気配を感じ、それをじっと抑《おさ》えていた。すると「ええ、アソコの毛と、頭とは関係ありませんや、まあだだをこねるのも、もう限度ですからねェ」と言う。この後のほうの言葉は、彼が私の赤面にすぐに気づいた上での、配慮された言い方である。それがわかると、じっと抑えていたつもりの赤面がパァーッと熱くなって広がった。「じゃ、洗いますか」と言うのが精一杯だった。

この場面で重要なことは、Kさんが脱けてしまった頭髪に固執して洗うことを拒絶している、このこだわりが、実に私たち看護婦に見られた（読《よ》まれた）ことによって、生じてきたのではなかろうかということである。つまり、その毛がすでに脱けてしまっていることも、それでも今だにその毛に自分がこだわっていることも、看護婦らによって見られたことで、さらに毛に対するこだわりを強めていったのではないかと。換言すれば、そのこだわりは、見る者と見られる者との間で、奇妙な均衡を保って維持されていたのであろう。ところが、陰毛が脱けるにいたって、その均衡がやぶれ、こだわりははなはだ乱暴にふっきれてしまった。そして、その瞬間から、彼は看護婦の目で見られたと言うより、射《い》すくめられていたような自分の身体を、解放することができたのであろう。

そして、私の赤面は、相手のこだわりを助長させるような見方をしていたことが、相手のこだわりがふっきれたのを契機に、否応なしに気づかされ、一転して、今度は私が見られる対象としての身体をひき受けねばならなくなったことによらないだろうか。だから、彼の示した私の赤面への配慮は、言わば自分が見る側にまわった時の余裕、と言ってもよいかも知れない。また、私がその配慮にあって、さらに赤くなるのは、対象としてさらされた私の身体が、決定的に相手によって見られていることを、覚知したからにほかならない。

まとめれば、この頭髪をめぐって、Kさんと私たちの間には、見る者と見られる者との関係があり、初めはKさんが見られている者であったが、後にこの関係は、彼のこだわりが克服されることによって、簡単に逆転されていく。つまり、この逆転がそうであるように、彼の頭髪へのこだわりもまた、相手の身体と私の身体とが実に微妙にはたらきかけあい、交錯しあっているところに起因している。このことは、人間関係における、見ることや見られることの、一見ありふれた交流が、きわめて相剋な身体間同士の均衡関係によって支えられたり、支えきれなくなったりしてきているということを、よく示してはいないだろうか。

そして、この場合の二者間における、見る者の〈身体〉と見られる者の〈身体〉の関係は、あえて

〈身体〉と呼ばなくてもよい、そのままひととひととの関係にほかならないと思われる。

4　爪の痕

入院時から続いていた左下肢の鈍痛としびれ感は、2月に入るとますます強くなってきていた。20日すぎには、痛みとしびれ感のために独立歩行が困難となり、全身への悪性神経鞘腫（左大腿神経に原発）の転移が進み、出血と骨折の危惧から、本人には極力歩かないように注意がなされていたが、彼は松葉杖で左足免荷歩行を続け、それができなくなると歩行器にぶるさがるようにして、洗面やトイレットぐらいは、と言って、冷汗をかきながらも歩くことへの執念をみせた。じゃ、夜間だけでも、と、ベッドのそばに尿器を置こうとすると、「歩かないでいると、寝ているまにも歩けなくなってしまうような気がするんです」と、懇願するようにその尿器を断っていた。

しかし、26日ごろから、骨盤から両大腿部にゴロゴロと発育してきた腫瘍の圧迫のために、まず左下肢から、運動・知覚神経麻痺が始まった。27日の朝、「歩けないんです、足に全然力が入らないんですッ」と、歩行器を前にベッドに腰かけて、（立ちあがろうとして）立てないことを発見し、その驚きで今にも泣きだしそうだった。その顔が、例の抗癌剤の副作用のために、まるで髭が生えていないせいもあって、おびえた時の子供のようであり、その狼狽ぶりは、ふだんの彼の冷静さをすっかり失っていて、むきだしのままであった。28日には、排尿困難が出現し、翌3月1日には、腰部から下腹部へと、麻痺は急速に上行しながらひろがってきた。

3月2日、昨日と同じように、彼は一日中タオルを顔にのせて、仰臥位で身じろぎもしないで、じいっとしているかのように見えた。少なくとも、麻痺を覚知した27日の朝の狼狽ぶりは、もうなかった。けれども、私（たち）は、この急に静かになった様子と、コンタクトをさけているような顔の上のタオルのことが、気になっていた。だが、誰もがそのタオルを取ることも、取るように本人に言うこともためらわれ、あえてタオルの下の彼の顔に出合おうとはしなかった。

そして回診時、神経診をするために毛布をのけ、寝巻の前を開けた時、下腹部の無数の小さな少し赤い点々がついているのを見つけて、それが爪の痕だとわかると、私（たち）はゾーッとなった。

彼は決して、じいっとしていたのではなかった。目を（タオルで）ふさぎ、毛布の下で、少しずつ確実に上行してくる麻痺の進行を、指先で抓《つね》ることで確かめつづけていたのである。否、じわじわとこじあがってくる麻痺の気配に、そうせずにはいられなかったにちがいない。その何回となく確かめられた、おびただしい爪の痕は、感覚のあるところとないところの境《さかい》めを明瞭に示していた。「もう、足の痛みもしびれもありません…」という、タオルの下からの力のない声がして、私（たち）は、この爪の痕にゾーッとしながら、それを束の間見つづけていたことに、ようやく気づいたのである。

皮膚にできるブツブツした赤い小湿疹や、みるみるうちに広がってきそうな蕁麻疹をみて、瞬間的に自分の皮膚が鳥肌だつような感じは、よく経験することである。しかし、この場合のゾーッという感じには、ただそれだけではない、たじろがずにはいられないような、名状しがたい恐しさがあった。

このたじろがずにはいられない恐しさとは、しかし、何による、どこから生じてくるものであろうか。

もしも、相手の爪の痕を見た、という視覚的な刺激に対する生理的・反射的な反応だというなら、蕁麻疹のそれと変わらなく、恐しさの説明には足らないものである。それに、蕁麻疹と爪の痕ではよく似ているようでも、蕁麻疹は自分の爪で跡づけられたものではない、という点で、明らかにちがっている。少なくとも、蕁麻疹には、爪の痕をみる時のような、自分の爪をたてて自分の皮膚に何かを確かめているという、言わば非日常的な行為の推測がついてまわるようなことはない。つまり、爪の痕の赤さと小膨隆とは、その形や色という刺激以外に、〝爪をたてている〟（自虐的な）という行為の感じが重なって、そこから私のたじろがずにはいられない感じが、生じてくるのではなかろうかと思われる。しかし、それだけだろうか。この場合、彼が爪をたてて確かめているものは何か。麻痺である。

もっと平たく言えば、彼は自分のおなかの皮を爪で摘《つま》みあげて、そこにいつもの、なじみ深い〝ツママレテイル〟という感じがあるのかどうかを、確かめているのである。いつもなら、そのなじみ深さが、そのなじみ深さのゆえに、確かめるまでもないほど彼自身であるところの〝ツママレテイル〟感じ（自分）である。ところが、その時、ある部位ではいくら爪をたてても抓っても、そのなじみ深い〝ツネラレテイル〟という感じがなかったら、一体、それはどういう感じ（状態《こと》）になるのだろうか。

なじみのない、確かめられないその感じは、なじみがないゆえに異質であり、確かめられないゆえに、彼自身だとは言いがたい何か、でしかあり得ない。この時、彼は、〝存在〟のよりどころとしての身体を失って、その根底からゆさぶられ始めるだろう。ともあれ、確かめているものは、確かに〝麻痺〟である。しかし、それは同時に、あのなじみ深さを求めているのであり、言いなおせば彼の存在のよりどころとしての身体の確認である。それはまた、彼自身の確かめ、と言ってもよい。麻痺は、これらの確認のよりどころを感じさせなくしてしまった。

だからこそ、うろたえた彼は、さらに爪をたてる。そこに、あの確かな〝なじみ深さ〟があるように——と。けれども、それがないのなら、また、ゆさぶりをかけることに他ならない。ここには、両義的な身体のはたらきがある。つまり、彼の指先と摘まれたおなかの皮とは、その異質さを確かめれば、直ちにゆさぶられ、かつゆさぶりをかけずにはいない。そして、存在のよりどころを求めて、とめどもなく確かめようとして跡づけられたもの、それが「爪痕」に他ならない。これを、〝下半身の麻痺〟と呼び、臨床的に〝知覚・運動神経の脱落〟と言ってみても、今の彼にとって、どんな意味があるだろうか。

そうではなく、麻痺は、彼の存在のよりどころである身体の一部を奪ったのである。しかも、その不安と焦燥にかられて、麻痺を確かめようとする彼は、両義的な身体のはたらきのゆえに、ゆさぶり、ゆさぶられつつ、くりかえされる可逆的な運動そのものと化していきそうな、たぶん初めての体験に出合っていると言ったほうが、より〝全人間的〟な推測ではなかろうか。

と同時に、この推測によって、さらに彼をわかろうとすれば、彼が感じたように私が感じようとして、私もまた、彼と共に〝なじみ深い〟身体の系をはぐれて、存在そのものをゆさぶられそうな気がしないだろうか。少なくとも、身体をよりどころとしていることでは、私も彼と変わらない人間であり、その〝存在〟はそう堅牢なものではあるまい。そして今、彼は共振れをさそう震源であり、その前にいる私は、ややもすれば共振れそうな感じがして、恐いのである。言わば、この共振れそうな恐しさこそ、あの爪痕を見て、たじろがずにはいられなかったゾーッとした感じのみなもとではなかろうか。このみなもとには、存在そのものをゆさぶりそうな共振れをさけて、防衛的にはたらいている私の〝身体〟がある。

そして、臨床場面とは、この麻痺にかぎらず、私の共振れをさけがたいさまざまな失調や痛みのある、患者さんという身体がいっぱいなところである。そこで、私（の身体）は、その個体保全のためにも、無意識的であれ、意識的であれ、たえずこの共振れを防衛しようとしてはたらくだろう。たとえば、爪痕を見てゾーッとするように、である。けれども、このゾーッとする、ということは、すでにくどくど述べたように、私の他者に対する身体が、彼が感じたように感じようとする、つまり呼応的なはたらき（推測）があって生じていることである。

それゆえ、逆にこの共振れそうな「私」にこだわってみるのなら、その時の彼の状態（具体的な生きよう）への推測は、不可能なことではない。しかも、この推測の重要性は、相手の具体的な生き方を、「私」に探るという点で、言わば共感的であり、臨床場面ではそういうこだわりからしか推測できないようなことも多いからである。換言すれば、麻痺であれ、痛みであれ、単なる生体の構造的、機能的な失調と捉えるかぎり、〝全人間的〟なものではない。少なくとも、彼にとってそんな麻痺や痛みはあり得ない。それよりも、その痛みや麻痺が、彼をしてどんなふうに感じさせ、彼をして何が起こっているのかを推測して、ようやく彼についての何かがわかるのであるまいか。そしてこの推測は、彼が感じたように、私の〝身体〟を用いて感じることでしか、なされ得ないと。したがって共振れの根拠である私（の身体）は、同時に彼への推測の根拠でもあると言えるだろう。

このことは、言葉で言うと、かなりぎごちない操作のように聞こえるかも知れない。しかし、ひとがひとを洞察したり推測したりする際にその根拠として私の身体が使われるのは、至極くあたり前のことではないかと思われる。むしろ、そうしたあたり前の私の〝身体〟に拠る推測を斥けて、時に解剖生理学的ないしは病理学的な知識でもって、彼を意図的かつ目的的に観測し、部分的、側面的な捉え方（理解）にこだわることこそぎごちないのだ、と言ったほうがよいと、思われる。

5　おわりに

以上、Kさんのケーススタディのためのノートから、〈動揺〉〈脱毛〉〈爪痕＝麻痺〉と、かなり恣意的に場面を抜すいして、そこで従来の二元論的な〈身体〉とは違う、〈精神〉と言っても少しもおかしくない身体のはたらきを探ってみた。言うなれば、Kさんという身体と私という身体との間にある交流・交錯のようなものが、どんなであるかを探りたかったのであるが、この探りは、むろんまだまだ十分なものではない。

ただ、冒頭に触れたように、看護というきわめてひと的なはたらきかけにとって、相手の患者さんをどう〝全人間的〟に捉え、そこからどうはたらきかけるかを考えていく時、先の〝探り〟のような模索が教えてくれるものは少なくないであろうと考える。すでにみてきたように、各場面において、私の身体は、それを意識する、しないにかかわらず、いろんなふうに呼応的にはたらいている。そして、この呼応的なはたらきは、知識的な把握よりはるかに動的であり、よりスムーズではなかろうか。もしも、その呼応的なはたらきをする私について、〈身体〉と〈精神〉というように区分的に考えないのなら、さらに全体的であると言えるだろう。

とは言え、この身体性をめぐる〝探り〟は私にとっては始まったばかりである。そこで、臨床場面で「私」にこだわりながら、彼をレリーフするようなケーススタディを続けて、〝全人間的〟な対応という課題を、私たち自身の模索としての射程距離にもっていきたいと考える。


〈引用・参考文献〉
(1) 市川浩：精神としての身体、勁草書房、東京、一九七五．
(2) M・ブバー：対話的原理Ｉ、みすず書房、東京、一九七二．

二・事実のなかから思いをくみとる──認識過程での主体（私）の問題としての想像力

Ⅰ　認識する側の問題

ベッドサイドでできるだけ病人のもつ個別性を捉え、可及的にその人らしさを理解し、それらを尊重した看護サービスを提供したいとは、よく強調される臨床看護婦の目標であり願いである。

そして、この目標や願いに対し、一般的には従来の病態生理学的な捉え方では不十分であり、社会的存在としての人間の行動の諸特性に関する捉え方や発達課題的な見方を加えて、相手（患者）をより総合的に把握することが、とにかくも重要だと考えられているようだ。そこで、私のいる学校でも学生に対し、この方面での諸理論の紹介と学習には、かなりの力を入れているのが実情である。このことは、今までのあまりに病態生理学的一辺倒の捉え方をふりかえり、人間がさまざまな側面をもっていることを考えれば、あるいはもっともなことかもしれない。

しかしながら、こうした人間の反応や行動に関する諸理論・法則を周囲の関連領域からかき集めるような努力には意欲的でも、それを応用したり活用したりする際に当然関与してくるところの看護者自身のもつ問題については、どちらかといえば取り上げることも追求することも少ない。こういう傾向は、理解（把握）のための道具（理論・法則）さえ十分にそろえれば、その使い主や使い方の問題は問わなくてもかまわない、といった短絡的な考え方にゆきつきそうだし、それはまた煎じ詰めると道具に対する過信や偏重をもたらさないとはいいきれないだろう。

さらに気になるのは、こんなふうに道具を使う過程での使い主の問題（主観的・個別的）は除外視しておいて、道具をそろえることだけで、果たして先の人間の理解や捉え方が可能になるのだろうか、ということである。もし可能だというのなら、〝理解する〟とはいったいどういうことをさしているのだろうか…ともう一つつっこんだ質問をしてみたくなる。いわば、こうした周囲からの道具かき集め的傾向の優先の背景には、ひとを理解（把握）するということについての、根本的な誤解もしくは問いかけ不足があるような気がしてならない。

ところが、今回与えられた「事実のなかから思いをくみとる」という、いささか日常的・散文的なこのテーマは、道具を使うにしてもその使い方を含む使い主の問題について、とりわけ相手を理解しようとする過程での、看護者自身のきわめて個別的な条件が左右してきそうなところを問おうとしている。つまり、「思いをくみとる」際にはたらく看護者の想像力について問おうとするのであり、この立場は道具の不足を補って相手をいろんな側面から解釈しようとすることとは、その視点が異なるものである。

ここで、私たちは看護における「全人性」あるいは「個別性」と呼んで、この相手をどのように認識していくのかという課題に対して、類型的解釈の諸道具（理論）を使って一方的に対象化した位置から捉えようとするのか、そうではなく認識する過程でのこちら側にある問題を解きながら、そのことも含めて相手を認識しようとするのかとでは、大きな違いのあることに気づかねばならない。なぜなら、看護という〈相手（人間）にかかわって、この相手（の問題）を認識しながら、自分が行うはたらきかけを組みたてるような〉機能にとって、その認識する主体、つまりこちら側の問題（私）が、重要な鍵を握っていることはいうまでもないくらい自明である。この自明なことを、自明だから取り上げないのが前者であり、さらにつっこんで考えてみようとするのが後者の立場だといえるからである。

だが、このことも現実的な場面からいえば、相手を認識しようとする「私」は、道具を使うことも含めて、相手を理解しようとして一つの生きているシステムとなって機能している、としかいいようがないものである。たとえ、前者の立場からいろいろな道具を用いて、相手をわかろうとすることも、ただそれだけなら道具が一つ一つ解釈してくる内容は、人間のある面のある見方（翻訳）を得ているにすぎないのであり、この翻訳はそのままではひとりの人間（相手）を理解したことにはなるまい。その翻訳が役にたつためには、少なくとも先のわかろうとする「私」という一つの生きてるシステムに組みこまれて、それぞれの翻訳間のつながり（関係）を得ることが必要である。それに、実際の臨床場面では、たぶん誰もがそうしているに違いないのである。

要するに、看護にとっては、（足らない道具集めもさることながら）この理解しようとする一つの生きているシステム（私）にかかわる問題が重要であり、その機能する過程こそさらに明らかにされる必要がある。

といっても、この探究が道具をもってきてあちこち測るような操作とちがい、「私」をその対象とするがゆえにむずかしいのは、すぐにわかることである。がしかし、テーマである「事実のなかから思いをくみとる」とは、どういうこと（状態）をさし、どういうはたらきをいうのかを問うのなら、それはまさにこの探究の一つに入るものであろう。なぜなら、「事実のなかから思いをくみとる」作業は、先のシステムが生き生きと機能する過程において、初めて可能なことだからである。

と同時に、この過程で使われる主体のまったく個別的な能力としての想像力とは、単に「くみとる」（洞察）にかかわるだけでなく、このシステムを不断に統制するのに不可欠な要素であり、システム自体を機能化する際のエネルギーではないかと推測されるものである。またさらに、こうした想像力についての推測が、もし正しいのなら、先にいう〝わかろうとする〟ことは、看護場面での相手の認識にとって不可欠な要件だが、そこに限られるものではあるまい。

いわば、生きているこのシステム（私）は、生きているがゆえにたえず想像力をはたらかして〝わかろう〟とすることを、いたるところでくりかえしているのではなかろうか。それが「私」というシステムに欠かせない生存的な営みとしてである。たとえば、より確かなわかり方こそ、そのまま具体的な実感としての〝生きている感じ〟をもたらし、この〝生きている感じ〟がまた、このシステムの生きていくうえでのよりどころとなる、といった果てしなく再帰的な回路そのものが、他ならぬ「私」というシステムだと、そんなふうにいえないだろうか。そして想像力は、この回路をコイル状に輪転させるエネルギーだと。

けれども今、このような「私」の存在に深くかかわるような想像力について取り上げるには、あまりにも力不足でありその用意も少なすぎる。それゆえ、テーマにそい、こうした想像力のはたらきの一部分を垣間みれる、看護場面での「思いをくみとる」ことを少し具体的に追ってみたい。

2　弁別——なぜ「思い」なのか

さて「思いをくみとる」とは、どういうことか。「くみとる」は、私たちがふだんよく強調しあうところの〝その人の痛みを共感して〟などというときの、〝共感する〟に読みかえてもよいかもしれない。しかし「思い」とは何だろう。少なくとも〝痛み〟はそのまま「思い」とは入れかえにくい。それが十分には共感ないし、くみとれないことを経験的に知っているからである。

そこで気がつくことは、私たちはこの痛みに限らず、比較的むぞうさに〝○○を共感して〟などと使っているのだが、その○○は果たして共感して（もしくはくみとって）いるのだろうかという疑問である。いや、看護をする場面でその相手に対して、私たちはほんとうには〝何をどこまで〟共感できるのだろうかと問いなおすべきであろう。

これに対し、結論を先にいえば、それはやっぱり人の「思い」としか名づけようのない内容であっても、その他のことではないという弁別である。といっても、この弁別に確かな自信があるわけではない。しかし、この弁別は「思いをくみとる」とはどういうことかを探る際には、できるだけ明らかであるほうがよい。

そこでまず、なぜ私が共感ないしはくみとれる内容が「思い」であっても、その他ではない、と思ったのかを少し具体的にいってみたい。

たとえば、経験的なところから相手の痛みがその極限に達しているときでさえ、私が最初に認めるのは観察された事実としての、痛そうな言動でしかない。ついでその言動から私に感じとれるのは、生理的な痛みそのものというよりも、その痛みを感じている相手の耐えがたい辛苦そうな感じや、ときには悲しみや怒り・恐れであったりする、いわばその人が痛みを感覚しているときのもう一つの意識あるいは「思い」としか、いい表わしようのないもののごく一部分ではないかと思われるからである。

そして、これが「思い」であるというのは、本人の側からいえば自分が痛みに耐えかねている、まさにそのことをわかってもらいたいという〝思い〟(願い)に通じるからである。さらに、これはもし痛いときのような切迫した場合に限らないのなら、改めて感じとるなどといわないでふだんの生活場面で、始終やりとりされている〝思い〟にも通じよう。こんな「思い」を、社会化された内的知覚とも、広い意味での感情と呼んでもどちらでもかまわない。

要するに、私たちがその相手から通常感じとれるのは、生理的な感覚である痛みそのものではなく、その痛みに伴う諸感情もしくは「思い」と呼ばれるような内容である。

しかしこれは、このときの相手が感じていることのごく一部である。したがってよくあることだが、こうした「思い」をこちらがどんなによく感じとっていると思われるときでも、相手から「アンタには、この痛みはわからないヨ」といわれてしまう。たとえ風雪の人生をともにした夫婦や、信頼関係が成立している患者‐看護婦関係のような、いわば相手のことがよくわかっているときにも、しばしばそういわれてしまう。

これは図式的ないい方だが、たとえば今痛みのある人は、痛みという刺激そのものを感じると同時に、その痛みを感じている自分をさらに感じるという、二つの内的な感じの交錯するところを経験している。そして、前者のそこに痛みを感じてしまうという身体に直接的な感覚は、他者の私にはその相手と同じ条件が感受されない限り、どう感じとろうとしても現実的な実感は得られない。つまり、これは私たちの生理的感覚器の制約の内側に閉じこめられた印象（感覚）で、これは代替することも他者が実感することもできないものである。ただこの感覚（前者）をさらに意識するという、いわゆる内的知覚（つまり、ここでいう「思い」の中核的な内容となる）の後者についてだけ、そのいくらかを推測し実感することができる。むろん実際には、こんなふうに領域的・位相的に判然とした区分があるわけではなく、私たちはこれらをほとんど同時に、一つの混然とした意識として経験していると考えられる。しかし、いつもそうかというと、そうばかりでもなさそうだ。

たとえば、この区分を意図的にしながら、『地下生活者の手記』（ドストエフスキー著）の名のない語り手が、我慢ならない歯痛に向かって、「…腹を立てようにも相手がないじゃないか、対象がみつからないじゃないか」[(1)]（傍点筆者）と呻き声をあげ、ついでおさまらない痛みにとうとう「…歯痛にだって、快楽ありですヨだ！」と開きなおるといった、後者から前者を観察したりあえて対峙させていくような二者間の分離的な経験は、私たちにもおぼえがあるし、この語り手の気持はむしろよくわかるところではなかろうか。この小説は、こうした後者の立場から、つまりこの場合、痛みに伴う諸感情である「思い」のたけを果てしなくしゃべり続けて終わっているのだが、後述するようにそれが「思い」だからこそ迫力もあり、私たちに共感を呼ぶ。

けれどもたいていの場合は、前者と後者は密接に混在していて、そのうち他者が推測できるのは通常後者の内容にとどまり、それは本人が経験している一部分にすぎない。したがって、先の「アンタには、この痛みはわからないヨ」という相手の心情には、まったく嘘がないのである。この場合、彼にすれば自分のことをよくわかっている相手だけに、あるいはその痛みをわかろうとしてくれる相手だから、よけいに「思い」の部分に限られる相手のくみとりに、つい〝それだけじゃないヨ〟と本音が出てしまったのだろう。

ともあれ、私たちが今病んでいる本人を前に、共感ないしはくみとれる内容は、ある事情（看護場面では、多くは身体的変化・異常）を経験している人がもつ、直接感覚に伴う内的知覚を中心とする諸感情であり、そこには相手にわかってほしいとか伝えたいという願いや期待もこめられた（具体的にはそのときどきの辛さや悲しみ、苦悩、不安、恐れ…を含んだ気持となって経験されている）「思い」と呼んでもよいものに限られる。しかしそれは、本人がいま経験している内容のすべてと一致するものではない。

にもかかわらず、だからこそといってもよいのだが、この弁別が大切である。なぜなら、私たちにとってこの限られる「思い」をくみとることを通してしか、その相手をより実感的にわかる方法をもっていない、ということになり、そのことをさらにはっきりと自覚させるからである。つまり、もし私たちがこの方法を大切にしないのなら、他にその相手をわかるどんな方法があるだろうかと。いや、この限られた「思い」を「くみとる」ことこそ、他者についてわかるもっとも確かな手続きなのだと。

次いで、しかしその「思い」をどう「くみとる」のだろうか。次に「くみとる」ことの可能性を探ってみたい。

3　思いをくみとる

前節までに、〝共感する〟〝推測する〟〝実感する〟〝感じとる〟などと、それぞれに使ってきた「くみとる」だが、それは端的には、相手のもつ「思い」を、私にできるだけ具体的に再現すること、だと思われる。そして私たち（他者）がくみとれる「思い」の内容は、すでに〝…直接感覚に伴う内的知覚を中心とする諸感情であり、そこには願いや期待も含まれるもの〟と一応確認してきた。しかし、相手のもつ「思い」には、これをはるかにこえるものがこめられているかもしれない。ことさら、直接的に感受される身体的な痛みや不快の程度が強くなれば、もともと直接感覚とそれに伴う内的知覚の領域区分など定かではないのだから、その「思い」のなかに直接感覚がそのまま重なってきても不思議はない。

また、そのときどきの「思い」の内容に関与すると思われるものも多く、たとえば本人のきわめて個別的な志向や価値観、周囲のさまざまな環境条件などがそうであり、むろん経時的にも動揺的で一様ではあるまい。また一方そうでありながら、その人のもつ「思い」には、その人らしい特徴があり、一つのまとまりと比較的持続する傾向もあると思われる。

こんなふうに、相手のもつ「思い」について、外側から客観的に推測されることを加えてくると、そのような「思い」を〝私にできるだけ具体的に再現する〟のが、すなわち「くみとる」ことだといわれても、それがとてもできそうもないと思われてくるかもしれない。あるいは、確かにそうかもしれない。しかし、にもかかわらず、私たちは日常的にこの「思い」をくみとっていくし、その人についてこの「思い」しかくみとれないのである。少なくとも、私に過去における諸経験からの思いがあり、ひとなみの直観する能力を欠かない限り、それほど困難ではない。たぶん実際の場面では、多少極端ないい方だが、ある条件さえそろえば相手に向い合ったところで、「うん、わかる…」ですんでしまう。

このことは、たとえばこんなふうにいえる。〝私にできるだけ具体的に再現する〟というときの、この再現のためのネガフィルムになるのが、私の過去における経験による私自身の思いであり、そこに相手の「思い」が映しとられて、「うん、わかる」になるのであろうと。つまり「くみとる」とは、相手の「思い」が、私の思いを引きつけた結果、でなければ新たにするといったらよいだろうか。しかも、この相手の「思い」は必ずしも、現実にそれとわからせる事実の存在がなくてもかまわない。

たとえば、前に引いたドストエフスキーの語り手の言葉であっても、それが「思い」であれば時空を超えて、私たちにくみとられずにはいない。もちろん、私はこの小説をかいたドストエフスキーの意図や動機をよく知るよしもないのだが、読者としては最初、このいささかいじけていてひがみ根性がすっかり身についた中年男の独白に、そう好意的でないにしろ、「ウン…ウン」とよくわかるのである。いいかえれば、彼は時代をこえ状況を超えて、またたくまに私のネガフィルムを感光して、そこをいろんな「思い」でいっぱいにしてしまう。そこで私は、「思い」は一つといった熱っぽい共感状態に否応なしにひきこまれる。しかし、彼のひっきりなしに喋る見込みのない苦悩、不安、出口のない憤りや悲しみ、後悔…という「思い」を、なおもこれでもかこれでもかとくみとり続けさせられて（というのは、それらの表現があまりに適確・赤裸々なのと、また実際のところそういう彼の「思い」をわかりたいという気持が、私のなかに少なからず湧いてくるからでもあるが…）あたかもなにかの仕打ちにこづきまわされているような感じで、しまいに打ちのめされたみたいにくたびれ果ててしまう。（たぶん、私のネガフィルムは、巧みに表現される彼のおびただしい「思い」を映し続けて、やがてその感光性を失って呆けてしまうらしい）そこでこれが、要するにこの作品にこめた作者のねらいかもしれないと、勘ぐりたくなるくらいなのである。

しかし、この手記が短編ながら、これほどに読みごたえるのは、当時のドストエフスキーの「…衰えきった自身の健康と、病妻を抱えた陰うつな家庭生活と、貧窮に対する激しい苛立ち…」[(2)]のなかで、よく解説されるような単に時の為政者や知識人や社会に対する憤りや腹いせ（が目的なら、むろん先の私がそうであるように、読み手に十分すぎるものであったが…）ではなく、この激しい調子の「思い」の吐露は、それまで自分が信奉してきた精神的な根拠（理性概念、ある種の価値体系）や指導者に対して、これを徹底的に批判しながら、はぎとりさらに超えていこうとする際の自己批判ないし自己確認だったからではなかろうかと、思われる。少なくとも、彼は病気と貧困と孤立のなかで、それまでの世界観（自分と世界の間で理解される関係）についての変更〔つまり外側からみていた世界を、できるだけ内側（私）から透かし見、さらに裏うちし位置づけるという…〕を迫られており、そのためには原点となる自分の「思い」を吐露するという、いうなれば作家生命をかけて「私」にとことんこだわった認識のしなおしが必要だった。つまり、人は自分の「思い」を通してしか、自分のこともまたわからないからである。そして、この認識のしなおしとは、さらに彼の、彼に対するわかり方のしなおしに他ならない。と同時に、このように自分の「思い」にこだわって、わかっていた〝自分〟を、さらにわかりなおすこととは、彼の生きなおしへ通じるものであろう。いや、より正しくはその生きなおしへの決意を喚起する、それが当時の彼には必要だったし動機となって生まれた作品じゃないかといいたいのである。

したがって、この独白（吐露）には、彼自身に向かいいささかの手ごころもなく、あますところなくぎりぎりあばき出そうとするすさまじい迫力と、うんざりするほどあからさまに彼の「思い」について、思いをこめた内容となり、結果としてそれは読み手への申し分ない説得力（読みごたえ）となった。それゆえ、読みごたえるほんとうの理由は、そうした相手の「思い」を読んでわかるとは、私について何かわかることになり、それが私の生きなおしをもまた迫るからだといったほうがよい。

そして、上記のような推測がもしなりたつなら、この作品は読み手のものというよりも、実は作家自身のための作業そのものだったにもかかわらず、それが真迫した「思い」であるがゆえに、かかる一切の状況を超えて理屈ぬきに、私たちはその「思い」に引きつけられずにはおれないし、〃わかる〃のであろう。否、より正確には、たとえ生きなおしを迫られてもなお、そうした「思い」は、私たちにとってもまた、わかりたい、くみとらずにはいられないことなのである。ちなみに、『罪と罰』『白痴』『悪霊』…など、よく知られる名編が続々と生まれるのは、この（決意の）すぐあとである。

少し長くドストエフスキーの独白にこだわりすぎたが、ともあれここから、生きていくうえでの人のもつ「思い」の重さ・凄さの一面をうかがい知ることができればよいのである。

それはたとえば、「思い」とは、その本人にとっても、それを通して自分をわかる以外に方法がない、そういう位置にあるものだということ。つまり「思う」ことを通して、私が在ることがわかる、生きてきたところの、今生きているときの、また生きていこうとするときの具体的な感触そのものとして、あるいはそのよりどころとして。だから、生きていくための〃わかりなおし〃すなわち〃生きなおし〃につながる。またそういう「思い」だからこそ、他者の「思い」を時空を超えて呼び、あるいは瞬間的に引きつけあう。こういうとき、私は「くみとる」というよりも、くみとりたいのであり、わからずにはいられないのである。わかりたいのは、それが私に、〃生きる〃感触をさらによく感じさせるからに他ならない、となる。

むろん、こういう「くみとり」方、感じ方は、決して道具による客観的な分析的・概念的な理解ではなく、まったくもって私の秘事もしくは「思い」を根拠とする主観的・直観的な解り方である。そして、この解り方を、ことさら操作的にいえば、「くみとる」際のネガフィルムに喩えられる私自身の経験からの思いと、そのネガフィルムのうちに相手の「思い」を感光（再現）する能力、いいかえれば直観力＝想像力が欠かせない条件となろう。またさらに相手の「思い」は適確に表現されればされるほど、くみとりやすくなる点も見のがせない。いわば「くみとる」とき、そういった条件がそろっているほうがよいとはいえるだろう。

とはいえ、くみとるとき、何よりも大切なことは、先にいう人が自分について、〝わかりなおそう〟〝生きなおそう〟とする「思い」を、〝くみとりたい〟すなわち〝わかろう〟とする、私のまさに「思い」（意志）ではなかろうか。

ことさら、ベッドサイドでの相手は、ドストエフスキーのように自分の「思い」をいうのに巧みではない。しかしだからといって、その「思い」に本質的なちがいがあろうはずがない。むしろ、終末期のような極限状況ならずとも、少なからず生命の危険を秘めたしのぎにくい苦痛や麻痺、じりじりと持続する出血に軛《くび》きられていく人の、あるいは生きるために切断された乳房や足のないままで生きていくときの人の、自分について〝わかりなおそう〟〝生きなおそう〟とする「思い」は、ドストエフスキーのそれよりもずっと切実で深刻なものではないのかと。ただ、その「思い」をもつ人は、眼前にいるにもかかわらず、自分の「思い」について少しも能弁ではないし、私たちがくみとるために必要な表現（事実）も、それがちょっとした反応や態度であれ、本人の忍耐的な抑制にかかって埋没しているか他の多くの事実のなかに混淆していることが多いのは確かであろう。

したがって、私たちにとって、まず「くみとる」ために必要な事実を、いかに適確に選択するかということが大切な条件となり、ここには私たちの〝くみとろう〟とする意志の強弱がそのまま関与してくると思われる。いわば、見ようとしなければいくらでも見過ごせるのである。このことが、ドストエフスキーの確かで豊かな表現の独白を読んでくみとる場合と、現実の看護場面のそれとは違うところかもしれない。が同時に、この違いの意味は、少なくとも相手の表現が少ないか十分でないときには、その「思い」をくみとるといっても、くみとられる内容はもっぱらくみとる側のもつ、意志や技術・能力に委ねられざるを得ないということを示している。その極端な例が、意識障害やカニューレが入っているときなどのコミュニケーション障害のある場合や、子どもの場合がそうであろう。このことを強調すれば、冒頭の部分で述べた、看護というはたらきかけにとって、その認識過程での主体（看護者）のもつ問題（ここでは意志・技術・能力）が重要だという点を、今一度ここでくりかえさねばならない。

そして、できれば私たち看護者は、「くみとる」際、埋没しているかその現われが十分でない相手の表現を、いかに適確に見取る（つかむ）かという場面での、洞察を含む観察技術についてより専門家でありたいし、さらにこれも十分であるとは限らない私のネガフィルム（経験からの思い）を補って、相手のもつ「思い」をいかに、〝私にできるだけ具体的に再現する〟かというときの、そこにはたらく想像力の感光度について、いつも鮮明でありたい。とはしかし、相手を前に、その「思い」を〝わかろう〟とする私の意志（あるいは願い）に始まり、それは私全体を〝わかろう〟としてあたかも一つの生きているシステムのようにはたらかすことにおいて、初めて可能となる。少なくとも、道具の先で探るような離れた・客観的なわかり方には、その可能性は含まれにくかろう。そして、〝わかろう〟としている内容は、くりかえして〝生きなおそう〟とする相手の「思い」であり、それは私にとっても生きるうえでの、たえずかけがえがなく重要な「思い」に他ならない。

だからひるがえって、もし私がこうした意志をもたないのなら、結局相手の「思い」（生きようとすること）に無頓着なのではなく、私自身の生きることについて無頓着なのである。

4　まとめにかえて

「思いをくみとる」という過程での、そこにはたらく想像力をできるだけ探ろうと求めてきた。がむろん、十分な探り方に至らなかった。

実際のところ、想像力とはまったく個別的な能力の内側に秘められていて、それがはたらく際のメカニズムが捉えにくく、実感としての想像力の存在の手ごたえのようなものはつかみにくい。ただ、人間が生きるというもっとも根源的な部分やかなりさし迫ったところで働いていることを推測させ、それがはたらいたのちに「うん、わかる」であったり、何かの仕事（作品）を残すだけである。したがって、その洗練も禅のように知られているものもあるが、そうたやすいことではあるまい。

しかし、もし経験的にいえることがあるとすれば、それがちょうど使われている（はたらいている）状態において、洗練され身につくものではないかと思われる。そして、この「思いをくみとる」ということも、その使われている状態に他ならない。そこで、先にいうような、私を、〝わかろう〟とする、生きている一つのシステムのように、相手にかかわらせることは、想像力を培うことをするだろう。

けれどもまた、どのようにそうした想像力を洗練し駆使したときにも、「くみとる」ことや「くみとられる」ことは、いずれもそのときどきを生きていく人のもつ経験あるいは「思い」のすべてではない、ということは認めなくてはならない事実であろう。いわば、人の「思い」は、今だ否いつもその想像力の洗練や駆使の彼岸にあるといえるだろう。
それゆえ、看護場面での私たちのくみとりには、何よりも人のもつ「思い」の深遠さや凄《すご》さ（かけがえのない生命にともなう力）に対して、いつも謙虚でありたいと思う。と同時に、この「思いをくみとる」という、人と人との間の最も日常的・恒常的なやりとりのもつ、もう一つの重要な面は、たとえば「アンタには、この痛みはわからないヨ」といいながらまた、その「思い」を私に伝えている…といった果てしない二者間におけるくみとりが、人と人との間のコミュニケーションの原動力である、ということである。このような「くみとり」がくりかえされ続くのは、それがむしろ限られている、もしくはほんとうには〝わかりきれない〟ことにもとづいている。このことに気づいて、ここにはたらく人の想像力の無限の可能性を、まさに想像したいと思う。

〈引用・参考文献〉
(1) ドストエフスキー（中村融・訳）：地下生活者の手記、角川文庫、角川書店、東京、一九五三、二〇頁．
(2) 前掲書(1)、一三六頁．
(3) H．ベルグソン（松浪信三郎・訳）：創造的進化、白水社、東京、一九六六．
(4) J．P．サルトル（平井啓之・訳）：哲学論文集、人文書院、東京、一九七七．

＊許諾を得て「看護、三二（九）：二六-三七、一九八〇」より転載。

三・〝診《み》る、看《み》ること〟の内なる素描（その2）

1　おふろ

ここの患者さんにとって、ご飯の次に好きなものは、たぶん一日おきに入れる〝おふろ〟であろう。入浴の直接介助のために、白衣を脱いで半袖・短パンになったナースが2人ほど、恰幅のよいお腹中《なか》にビニールのエプロンカッパをかけ、頭に汗どめのタオルの鉢巻きをして、威勢よく「さあ、おふろだヨ〜」と言って現われると、フロアに座っていた患者さんたちがいっせいにモゾモゾそわそわし始める。

大きな風呂場のドアが開《あ》いて、ムトーハップの匂いがプンプンする湯けむりが畳のフロアのほうに流れ出してくる。先に中に入った二人のナースが、洗い桶を用意しているらしい音や、調節するシャワーのザーッという水音が、病棟に響く。すると待ちかねていたように、足腰の元気な数人の老人が、すでにパンツ一枚になっていて、着替えをかかえると脱兎のごとく風呂場めがけて走りこんでいく。次にこれを追うかのように、まったく動けない者は別として、多少の不自由さがある者でも、いざったり這ったりしながら、ぞろぞろと風呂場の前へと移動し始める。それを、入浴室のドアの前に立っているナースが、「今日は男性からだヨ」（その日によって入る順番が変わる）とか、「あんたは風邪ひいてるから、今日はだめ」とかいいながら、自力で動ける者から順に、手際よく入浴へとさばくというか誘導する。これをやらないと、われ先にと飛び込んでくる患者さんたちで、風呂場はあっというまにいっぱいになり、身動きがとれなくなるからである。

中に入った患者さんは、自分でできる者は自分で、そうでない者は例の鉢巻きナースの二人が、ボディブラシやスポンジを使って、身体を洗ったり、背中を流したり、頭にシャワーをかけたりして手伝う。そうしながら、湯舟に入らない者へは「ちゃんと入りなさい」と声をかけ、入りすぎている者には「のぼせちゃうから出なさい」と声をかけ、自力で湯舟に入れない者は、だっこして湯舟に入れてやる。そのさい、裸でツルツル辷《すべ》るから、おばあちゃんがナースの胸にしがみついてなかなか離れない。そこで、「ホラ、もう大丈夫だから放しなさい」と声をはりあげるなど、多人数がいっせいに使う湯音と重なってその喧躁たること、ちょっとしたお祭りのごとくである。

温《あた》たまって、紅くなった裸からポッポッと湯気をだしながら、患者さんがピョコピョコと着替え室に上がってくると、バスタオルを広げて待っていたナースが、頭から首筋、胸、腹、背中、股間から足先へと手早く拭きあげて、着替えを手伝う。着替えが終れば、また次々と病室に連れていく、いざる者や這う者は、二人か三人でかかえて運ぶ。おむつをしている者は、そこできれいなおむつに替える…といった按配で、次から次へと患者さんは入浴をすませていくのである。学生や私も、この流れにそって直接介助に入る者、誘導する者、衣服の着脱を手伝う者と、手分けして介助の一部を担う。

そうして約二時間たらずで、総勢五〇〜六〇人の患者さんが入浴をすませる。ここでは手早く、手際よくが信条である。そうでなければ、とてもこの時間内では終わらない。このへんのことをよく呑みこんでいるのか、どの患者さんもおおむね協力的である。いや、よくよくならされているというべきかもしれない。順番を待って、風呂場の前に並んでいるのもそうだし、少しでもいざって風呂場に行こうとするのもそうである。あるいはおむつをして、しゃがみこんでいるだけの者でも、自分から上着を脱ぎかかろうとしてジタバタやるし、フロアの縁《へり》までにじり寄ってきて、風呂場へと運ばれる自分の番を待ちうけているのも、そうである。

こんな様子を見ていると、つくづく人間というのは習慣や決ったパターンによく慣れる動物なのだと思う。それに、自分たちのことをよく面倒みてくれる人々には、よくなつくし、言うこともよく聞く。それは、ほほえましいというほかない。そしておもしろいのは、Sさんである。

Sさんは、病気の関係でいつでも一番最後に入るKさんを、入浴も終わりごろになるとみはからっていて、必ず手を引いて、風呂場へとやってくる。一気呵成《いっきかせい》に入浴介助をしてきたナースがくたびれかけているのをみると、Sさんは Kさんの衣服を脱がし、「ホレ、ホレ…」とせっつきながらお風呂にいざなう。それからまた、出てくるところを待っていて、タオルで身体を拭き衣服をさっさと着せる。呆けているからといっても、全部異常なのではない。ところどころに、どうしようもなくまともな部分が残っていて、それが集団のなかで奇妙な互助関係と親密さをもたらしているのである。Sさんは、赤い湯上り顔のKさんの手を引いて、また病室へと連れていきながら、ブツブツとKさんに小言を言っている。何を言っているのか、言葉はよくはわからないが、その様子がまったくもって、ナースさながらなので、見ているほうはおかしさで思わず吹き出しそうになる。つまり、よく看てくれる人のいうことを聞くだけでなく、いつの間にかその人そっくりの行動をするようになるのである。声のかけ方、ちょっとした手荒さ、手順や一つ一つのしぐさまで、すべてがナースその人になりきって、いささかも悪びれずにやってのける。やっぱりこれは、どうしようもなくおかしい。

こんな一連の様子を見ていて、何と称するべきか。しかしむろん、管理のいきすぎだとか、ホスピタリズムのなれの果てだとかいうのはあたらない。いや、そういった解釈などはとっくに超えてしまったところで、患者さんとナースはつながっているし、その日その日をつきあっているのだと、思う。

入浴の直接介助に入っていたエプロン姿のナースが、風呂場の後片づけも終え、汗びっしょりで出てくる。入浴をすませ、さっぱりした顔になって、フロアで、いつもの定位置に座った患者さんたちの前を、ナースは鉢巻きのタオルをはずして顔や首を拭きながら、疲れたらしい足どりでゆっくりと通りすぎていく。その背中は汗で抜け、半袖の肌着がペタッとひっついている。それを見送って、誰も何もいわない。それでよいと思う。こんなとき、月並みの感謝の言葉で、何が伝えられよう。もしいえば、空々しいばかりでなく、何か大切なものが失せてしまう。

2　アンパン

おふろのない日は、3時になるとちょっとしたおやつがでる。おやつには歯のない老人が多いので、柔かくて甘いものが選ばれる。その日は、中にクリームが入っているアンパンふうのものであった。

ナースが食事どきと同じように、動ける患者さんのために、食堂の、一人ひとりの患者氏名が書いてある長いテーブルの上に、アンパンの袋を一つずつ置いていく。みんなの分が並ぶまで、飛び込んでくる患者さんがいるので、食堂の周囲のガラス戸は閉じられている。そのガラスに、患者さんたちは鼻をくっつけてじいっと見ながら待っている。全員の分が並べられ、「いいよ〜」とナースがガラス戸を開けると、バタバタとそれぞれの位置に行って、前かがみの背中をさらに丸くして、小さな甘さに舌づつみをうつのである。

動けない患者さんには、その枕元にいって食べさせたり、座り込んでいる人には、その脇にいって介助する。車椅子に結《ゆ》わえられて、グローブを両手にかけられているおばあちゃんには、学生がそのグローブをはずして、アンパンを持たせる。するとアンパンを摑《つか》むやいなや、パクンと歯のない口をあけて一口二口、あっという間に平らげてしまう。学生が、咽《のど》につまるといけないと思って、アンパンを口に運ぶ手を抑えようとするが、その間もないほどの速さである。みんな、甘いものが大好きである。

ペロッと食べてしまった後、おばあちゃんはまだアンパンを捜すように、「アンパン、アンパン」という。見ていると、はずしたグローブを手にもって「アンパン」という。学生は、それはアンパンでなくて、「グローブ」だとやさしく修正する。すると、首にかけていた涎掛けをつまんで「アンパン」という。それもアンパンでないから、学生は「ちがう、もうおばあちゃんは食べてしまって、ここよ」と、おなかをさすってみせる。それでもおばあちゃんは納得しないで、学生の目の前にグローブをつきだして、怒ったように相変わらず「アンパン、アンパン」と繰り返してきかないのである。どんなに患者さんが欲しがっても、アンパンは一人一個である。これはくつがえせない。学生はほとほと困り果て、とうとう根負けしたのか、「ウン、ウン、アンパンね」とやる。すると、おばあちゃんは「あんたにあげる、さあおあんなさい（召し上りなさい）」というのである。学生がキョトンとして、つき出されたグローブをみていると、「さああんたも、おあんなさい、おいしいから」と繰り返す。そこで学生はようやく気づくのである。おばあちゃんは、アンパンを自分にも食べさせたかったのだと。それで「ウン、ウン、アリガトウ」といって、グローブを受けとるのである。おばあちゃんは、口の周りに付いた甘みを舌でペロペロとなめながら、その目がニコニコと安らぐ。みると学生がグローブを持って俯《うつむ》いている。どうしたのかとのぞくと、目をこすっている。泣いているのである。

実習後に提出された記録には、「…そうとは知らず、おばあちゃんはまだアンパンを欲しがっているのだとばかり思い込んでいた。そうではなく、私に食べさせたい一心で、おばあちゃんにはあれはグローブではなく、正真正銘のアンパンに見えていたにちがいない」と。私も、本当にそうであろうと思う。疾患との辛い闘いや、入院という限られた生活を長く続けてきた者は誰でも、やさしさにはことさら敏感だ。しかし、自分の孫のような学生に、今の患者さんが現実的にできることは何一つない。実習とはいえ、おふろに入れてもらったり、ご飯を食べさせてもらったり、おむつを替えてもらったりする患者さんにとって、何かしたい気持が湧くのは自然だ。その気持が強ければ、グローブは幻視などではなく、真実アンパンに見えたって不思議はない。いやいや、本物のアンパンをもらうより、この患者さんから、新々人類の若者がもらったものは、ずっと深くて大きい。それがわかるから、学生も泣いたのであろう。

そんなことを知ってか知らずか、グローブを持って顔もあげられずなおも俯いている学生の頭を、おばあちゃんは久し振りに自由になった指先でいつまでもなでていた。今思い出しても、この光景には何ともいえない美しさがある。

3　モンテンルパの夜は更けて〜

南向きの畳の病室には、幾人かの動けなくなった患者さんたちがいる。明るい室内で、エアマットを敷いた布団の上で、ぼんやりと天井を見つめていたり、ウトウトしたりして、終日ほとんど臥床している。ぼんやりというのは、まったく意志の発動がみられない様子をさしているのだが、こうなると、ほとんど言葉によるコミュニケーションはできない。

ある者は、すでに耳が遠すぎて、またある者はすでに私たちと共通の言葉を失ってしまっているからである。もしナースたちが、「さあ、ご飯だヨ」とか「おむつの交換だヨ〜」と声をかけながら入ってこないのなら、この部屋は、いつも、明るい湖底か何かのように静かだ。

そのなかで、Tさんだけがかろうじていくらかのコミュニケーションがとれる。彼はもうこの部屋で寝たきりになってから久しい。まるでこの部屋の「主」のような人だ。腹部には旧い手術の跡が何本か走り、その脇には尿の排出のためにカテーテルが挿入されている。その関係で、彼だけが一人ベッドを使っている。

そのベッドの上で、彼は廊下を足早に行ったり来たりするナースの様子を、目のすみで追ったり、部屋の誰かのところに来る学生をキョロキョロと見ていたり、昼食後みんなが気持よさそうに寝息を立てて眠っている様子を、一人睥睨《へいげい》するかのように見回していたりする。彼にはつまり、動ける部分を動かして、自らの意志で見たり聞いたりすることができるのである。

そしてことさら、同室の患者さんが褥瘡処置を受けているときなどは、半開きの口をワナワナ震わせて、ジィーと見ている。まるで一緒に痛みを感じているかのような表情だ。気がついて、「Tさんも痛いネェ」と私が言うと、一度震えだした口唇はなかなかとまらないらしく、余計にブルブルと震えて、そのうち老いてまばらになった睫《まつげ》に涙をにじませてくる。それで思い出したのだが、彼はいつもほとんど口をきかないが、まだNさんが生きていて、それこそ何の前ぶれもなく突然に「〽勝ってくるぞと勇ましくゥ〜」と歌い出すと、そのときだけは声なしの口をパクパク動かすのであった。

Nさんといえば、私たちは最初Nさんが全盲であるなどとは思いもしなかった。コミュニケーションがとれないと、しばしばこういう見過ごしをしてしまう。上下つなぎの服を着て、いつもコロンッと畳の上に横になっていて、私たちが近づいて声をかけるとうすら青い大きな目をいっぱいに見開いて、数回のまばたきをするのみである。あとは唖者のようにウンともスンとも言わない。そのままよく澄んだ瞳を天井に向けたきり、微動だにしないのがつねだった。ところが、ときおり、時ならぬときに、張りのあるテノールで例の「〽勝ってくるぞと勇ましくゥー」とやりだすのである。しかも元気なころには、一番二番と、その歌詞をことごとく正確に覚えていて、「〽…朱《あけ》にそまってにっこりと、笑って死んだ戦友が天皇陛下万歳と、残した声が忘らりょかア〜」と、とうとうと歌う。その声に、ひょうきんな年かさのいったナースが一緒につきあって歌い出すと、いよいよ佳境に入り、テントウ虫がひっくり返ったような恰好で、四肢をつっぱらせたり縮めたりしながら、渾身の力をこめて、たて続けに次々と軍歌を歌いあげた。その声は、病棟中に響いて、耳が聞こえる他室の患者さんたちは膝を叩くもの、一緒に口をモグモグやる者、いろいろと出てくる。ひとしきり軍歌を歌ったあと、これも突然「〽モンテンルパの夜はァ更けてェー」と調子の違う歌になる。

その哀切にみちた旋律に耳そばだてていると、学生も私も不思議な気分になった。何でこんなところで、こんな歌が、時ならずして歌われるのか、なんで軍歌のあとに「〽モンテンルパ…」なのか、こんなにきれいなNさんの目がなぜ見えなくなったのか…。もちろん、カルテを見ればわかることもあろう。だが、私たちが知りたいことは、今こんなふうに歌うNさんの暗く哀しいこころなのだ。この面では、カルテを見たところで何の役に立とう…。そんな気がして、ただ澄んだ歌声に聞きほれていたのである。もっとはっきり言えば、Nさんの過去がどうであれ、それを客観的に詮索することなしに、ただ聞くだけでわかるところで、このNさんとつきあっていたいと思った。Nさんが朗々と歌い、病棟の他の患者さんやナースがいっとき、その声に酔い、たった今という現実から、こころを解きはなっていられる、そのことが名状しがたいなぐさめをかもしだす。とくにTさんは、Nさんの歌が好きだったのだろう。Nさんの歌う様子をじいっと見ながら、先刻も言ったように、しばしば口をパクパク動かして涙ぐんでいたのである。

今ではもう、TさんとNさんの間に、歌をとおしてどんなこころの交流があったのか知る由もない。あるいはもともと、私たちのような者には、とうていはかりしれない奥深い交流だといったほうがよいのかもしれない。Tさんは、Nさんに限らず、そのベッドの上から、動けなくなってこの部屋にやってくる幾人もの病友を、その目を開いていて見送ったにちがいない。いつも、口をパクパクやりながら、ほんの少し顔をゆがめて、涙をこぼしながら、病いに疲れ、診られることや看られることに疲れて、やがて息絶えていく病友を見て、そのつどどんな想いで送ったのだろう。

Tさんはいつも、胸の前で両掌を組んでいる。それはそのかたちで拘縮してしまったからではあるが、ただそれだけだろうか。私には、病友を送るたびに、胸の前でギュッと合せた掌がそのまま固まったように思われてならない。それに彼は、哀しがるよりも、ホッとして掌を合せたにちがいないと…。そんなことを思いながら、Tさんのゴッゴッと痩せて冷たい手を両手ではさんで軽くゆすっていると、またも口をワナワナ、パクパクやりだした。そうか、Tさんは今Nさんの歌が聞こえているんだね。そうか。そうか。少しだけど、私にもわかるから、そんなに口唇《くちびる》を震わせないで…。

晩秋もすぎ初冬ともなればいよいよもって陽は短い。実習を終え、カンファレンスも終えて帰るころには、病棟に明々と電灯がつく。靴をはきかえて、学生が三々五々と外に出てくると、明るい室灯を背に、影絵のように患者さんたちが並んで、こっちを見ている。なかには手を振る人もいる。それを見つけて、学生たちもやたらと懸命に手を振っている。

それを見やりながら、現代の診ることや看ることが、その先でもたらす診られ、看られる者にとっての哀しみのようなことについて、私たちはもっと率直でありたいと思う。いや少なくとも、Nさんの歌声にいつでも聞きほれる程度の、芯のあるやさしさをもっていたいと思う。同じように、Tさんの握りしめた両の拳《こぶし》のなかにこめられている、数々の辛い、やり場のない想いについても、真剣に考えてみねばなるまい。

ともあれ今日で、ここでの実習は終わった。

＜引用・参考文献＞

(1)　スチュワート・G・ウォルフ（小林冨美栄・訳）：医の限界・日本看護協会出版会、東京、一九八一・

(2) スーザン・ソンタグ（富山太佳夫・訳）：隠喩としての病い、みすず書房、東京、一九八二・
(3) ローレンツ、K・（日高敏隆・訳）：攻撃・Ⅰ、Ⅱ・みすず書房、東京、一九七四・

＊「臨牀看護、一八（二）：二四六－二五〇、一九九二」より転載。

さて、掲載にあたって読み返してみると、意気込みばかりの主張（言い分）が目立つ。古くは三五年も前に書かれたものもあり、現在の臨床は異なろうし、個人的にはいささかの恥ずかしさもあるが、今だから言える感想もある。そんなことを、少し述べたい。

＊　＊　＊

まず、初めの二編は、書かれたのは一九七八年、一九八〇年である。七〇年～八〇年代と言えば、何よりも社会に力があり、領域や分野を問わず、技術的な革新と経済的な成長が爆走していた時代である。その爆走に乗じるように、看護はベッドサイドで仕事をする者も教育に携わる者も、総じてその技術の科学化を図り、固有化（専門職）をめざし、大発展をしようと大いに励んだ時期であった。つまりは、看護に携わる誰しもが志を持っていて、看護という仕事を個人的な経験に基づく技術から、科学的に裏づけられた技術へと一気に変革しようと意気込んでいた。そこへ向かって、まるで巨大な仕掛けが動き出すように、時代と共に看護は変貌を遂げようとしていたのである。しかし、現場にあった者には、患者との関係で何かが失われるか、消退し始めているような気も生じてきていた。と言っても、むろん看護の科学化を否定するものではないが、患者との関係のなかで身をもって感じたり、想像したり、予測するような交換がどんどん遠のいていくような感じがしてならなかったのである。代りに、基準的な手順である観察や計測に集中するようになっていくのだが、そうした変化のなかでの経験が動機となり、「看護行動の根拠としての私の〝身体〟―Kさんのケーススタディ雑考」と「事実の中から思いをくみ取る―看護過程での主体と（私）の問題としての想像力」が書かれている。動機の中身は、焦燥する気持ちと葛藤ではなかったかと思う。

しかし、〝なぜ身体論〟なのか、〝なぜ、看護で実践主体のあり方が問われるのか〟さらに〝なぜ関係的リアリティに拘るのか〟といった、本来あるべき主題の掘り下げには遠く及ばない内容で終わってしまった。ただ、「身体論」的な認識に共鳴しながら、看護のリアリティを回復しようと熱っぽく提起（主張）しているのは伝わってくる。こうした主張も、自分の力量を顧みれば、いっそ、無謀な試みと言ったほうがよいかも知れぬ。それに、当時はまだ現在のように看護系の多くの学会があるわけではなく、関連する情報や議論（Discussion）も少ない時代であった。自分のことだから言うのではないが、よしんば、一人よがりな推測や考察があっても、どうかご容赦願いたい。

それから、もう一つ。今後も電子工学系の知識や通信技術の応用も含め、看護実践はさらに科学的（に根拠づけられた）技術として発展するであろうが、ただ、その道具にならず、人の看護のあり方とはどういう状態をさすのか、本質的・根源的に求めていくことが是非とも欠かせないと思っている。そういう意味で、看護の実践に科学的に説明がつかないことがあってもいい、そういうところを残して置いてよいと思っている。言ってみれば、そういうところを含めての議論がもっともっと欲しいのである。さて先の二編が、そういう議論のきっかけに少しでもなるかどうか。

次に「〝診る、看ること〟の内なる素描（その2）」は、実はこの3年前に大病をし、一通りの治療を受けた経験が潜在的な動機となっている。看護を生業とする者が、患者になってみて初めてわかることは多い。それは、〝診ること〟と〝看ること〟という装置（医療）の〝内臓〟に入ったような経験であると言ったらよいか。まるで、ピノキオが鯨に呑み込まれた時のようなものである。途方にくれてしまう。患者にとってみれば、医療は抗い難き巨大な制度であり体制である。鯨に喩えても足りないほどの大きな力と仕組みをもっている。そこでピノキオ（患者）は、自分の無力感と命のか細さに正真正銘向き合わねばならない。向き合えば、とんでもなくいろいろなこと（事実）に気づかされる。たとえば、元気な時が嘘のような自我（アイデンティティ）の脆さ、慰めきれない気持ちや悲哀、後悔や屈辱、などである。それらが、力の入らなくなった〝からだ〟中を浸《ひた》す。

そんな経験をして職場復帰すると、相変わらず、アメリカ看護をモデルにした「看護の概念」「理論と実践、その根拠」などといった主張が声高である。どんなに喧伝されても空しい。随分とかけ離れた言い分としか思えない。そういった思いが、まだ残っている時期に実習指導で出かけて、出会った場面や風景である。決して、ケーススタディなどではない。見たままの感想である。それに、今ではもう、ここに書かれているような病院や風景はないかも知れない。少し手荒だけど、科学主義に侵されていない〝看る人と看られる人〟の素朴な関係や交流は、もはや探しようがない。だから、老婆が繰り返し差し出すグローブを、本物の〝アンパン〟だと受け取れるような想像力は働かないし、それが「私に食べさせたい一心で」老婆がしていたなどとは、とうてい思い付くまい（p. 43-44）。この交流をもたらしたのは、習いたての知識や技術ではない。むしろそうしたものに侵されていない学生の〝からだ〟が動いたのである。

私は、看護がどれほど科学的に制御された技術になっても、人の行為としての特質を備えていることが本質的な要件だと考えている。そうであるなら、気づいた者から根源的に問い直す契機を作らねばなるまい。その責任がある。それで、言い訳にもならないが、みっともなさを承知で、いずれも授業やゼミに教材として使ってきたものである。

〈引用・参考文献〉

(1) Orland, I. J. (1961)：The Dynamic Nurse-Patient Relationship：Function, Process and Principles（稲田八重子・訳：看護の探求、メヂカルフレンド社、東京、一九六四）・

(2) Henderson, V. (1968)：The Nature of Nursing（湯槇ます、小玉香津子・訳：看護論、日本看護協会出版会、一九六八）

(3) Abdella, F. G. (1960)（千野静香・訳：患者中心の看護、医学書院、東京、一九六三）

(4) Wiedenbach, E. (1964)：Clinical nursing: A helping art.（外口玉子、池田明子・訳：臨床看護の本質—患者援助の技術、現代社、東京、一九六九）

(5) Peplau, H. E. (1952)：Interpersonal relations in nursing.（人間関係の看護論、稲田八重子、他・訳、医学書院、東京、一九七三）

(6) 市川浩：精神としての身体、勁草書房、東京、一九七五・

(7) 佐藤登美：身体の復権が開示する世界（書評：市川浩著「精神としての身体」・看護教育、一七（六）：五二六–五二八、一九七六・

第II部　〃からだ〃への回帰―その試み

第一章　「身体論」学習会のはじまり

奥原　秀盛

一・「身体論」学習会の紹介

「私たちが日々経験している（からだ）を拠り所として、目前の患者さんの身体に向き合うような看護について一緒に考えよう」、そんな佐藤の呼びかけでこの「身体論」学習会は始まった。

第一回の学習会は、平成一五（二〇〇三）年九月六日にはじめられ、原則として、毎月第二土曜日の午前中に開催している。佐藤を中心とする当時の静岡県立大学看護学部の成人・老人看護学領域の教員、修士課程の学生および臨床の看護師計一五名が参加してスタートしたこの学習会も、回を重ねるごとにいろいろな人々が参加するようになった。本学の研究科や学部の学生、卒業生、修了生はもちろんのこと、近隣の大学や短期大学の教員、学生、遠路はるばる東京から参加する人もいる。総合病院や老人福祉施設の看護師、産業保健に携わっている保健師、ケースワーカー、介護福祉士など、その職業背景もさまざまである。学習会のメンバーは固定されておらず、誰もがいつでも自由に参加でき、参加者が別の人を誘ってくることもしばしばである。多いときは三〇名を超えることもあるが、平均すると毎回二〇名程が参加している。

学習会は、まず『精神としての身体』（市川浩、勁草書房、1975）をテキスト代わりに読むことから始まった。「われわれにとってあまりにも近い身体は、その近さゆえに、かえってそのはたらいているありのままの姿をとらえることがむづかしい」(1)という名文で始まるこの哲学書は、すっと難なく理解できる箇所がある一方で難解な部分も多い。私自身、二〇年前に佐藤から本書を紹介されて読んだときには、その難解さの前に敢えなく撃沈した苦い経験をもっている。したがって、学習会においては、本書を丁寧にそして自己の経験に照らしながら読み進めることを心がけている。

具体的には、本書の一節ずつ担当者を決め、担当者はそこに書かれている内容を紹介するのだが、その際、そこに書かれている事柄を手がかりに、自己の経験した看護場面や生活場面を振り返り、身体論的に解釈を試みて発表することが求められている。この難解な書に書かれている内容を、その雰囲気を、そしてそこに通底する何かを把握するだけでなく、これに自己の経験を付き合せるという作業は決して容易《やさし》いことではない。しかしながら、その何かに触れることこそ、この「身体論」学習会の醍醐味であり魅力なのだろう。

また、自由にそして活発な意見交換ができることも本学習会の魅力のひとつであると思われる。学習会は、担当者の発表から始まるのだが、その後は、本書に書かれている内容で理解が困難な部分について率直に意見を出し合い検討する。次いで、その日の担当者の発表あるいは参加者のさまざまな発言に触発されて浮かんだ思いや意見、そして思い起こされる過去の経験、さらに身体論に触れるなかで得た新たな気づきなどについて自由に語り合うのである。次から次へと、いろいろな面からの発言がある。それぞれ自己の経験やその時々の気づきを語りながら、あるいはその語りに耳を傾けながら、日々経験している自己の（からだ）に改めて向き合っているのであろう。

二・基盤となる〃からだ〃

「身体論」学習会は、前述したとおり毎月第二土曜日の午前中に開催している。多忙なウイークデイをどうにかやり過ごした週末の朝、本来ならば、それこそゆっくりとからだを横たえていたいところであろう。にもかかわらず、平均して毎回二〇名程の参加がある。やむを得ず数回休んだ参加者も、再び何かに導かれるように集まってくる。参加者は、なぜこれほどまでに身体論に惹きつけられるのであろうか。

それはやはり、佐藤によって述べられているように、参加者が自分自身が日々経験している〃からだ〃に近いところで患者さんに向き合うことを求めているからであろう。患者の身体を対象化・物質化して捉えてきた現代医療のなかにあっても、やはり看護師が直面するのは、物体としての他者の身体ではなく、苦悩する患者そのものである。そしてそれは、私自身にも経験されている身体であり、そんな自己の身体を根拠にしたケアを行いたいと望んでいると思われるのである。

「からだは経験をつなぐ基地である」、これは佐藤が学習会でよく口にする言葉である。素朴な、しかしながら確かな感覚に裏打ちされる〃からだ〃を基盤とした看護について考えること、それこそ参加者が求めていることであり、人の輪が広がっていった大きな要因であろう。まずは、参加者それぞれが身体論に触れて学んだことに、目を通していただきたい。

＜引用・参考文献＞

(1) 市川浩：精神としての身体、新装版、勁草書房、東京、一九八三、三頁・

第二章　私（たち）のからだ

一・生活している身体に近づくために―生活習慣病者への関わりを見直して

細野　知子

私が身体論学習会に参加するようになって三年近く経つ。身体論におけるものの見方や考え方は、正直なところとても難しく「よくわからない」という思いを持ち続けながら、現在に至っている。しかし、難しくて「よくわからない」のではあるが、今まで自分が当り前のようにしてきた考え方とは異なる立場から、ものごとを見つめさせてくれることがある。それによって、ものごとが新たな意味を持つようになったり、私たちのからだを見つめ直すようになったりすることがあった。今回は、そんな経験のひとつを書き記してみようと思う。

1　医療専門職者による生活のわかり方

私は糖尿病などの生活習慣病を病む人、あるいは予備軍の人に関わることが多くあった。周知のとおり、生活習慣病は生活習慣がその発症に大きく関与し、ゆくゆくは深刻な合併症を引き起こす。予備軍を含めると、その患者数は増加の一途をたどっており、高騰する医療費が問題視されている。そのため、厚生労働省による「健康日本21」などの取り組みが社会的に行われている。私は医療専門職者として、彼らに疾患の原因や経過、今後起こりうる生活の質（QOL）の低下を説明し、予防の重要性を伝え、食生活や運動不足などの生活習慣の改善の必要性を説いてきた。そして、生活において実践する方法を共に考えるという、いわゆる患者指導や保健指導といった活動に従事してきた。しかし、なかなか生活習慣を改善できない人も多く、「このままいったら、合併症がひどくなってしまうのに…」という無力感に苛まれることも度々であった。相手の生活をよく知ろうと思ってアプローチしても、どこかその人をわかることができない、近づききれていない思いを抱くことがあった。そんなとき、身体論学習会に参加することは、医療専門職者としての自分が、どのように相手をわかろうとしていたのかを考え直す機会を与えてくれたように思う。

生活習慣病を病む人や予備軍の人たちの多くの特徴は、自覚症状がないということである。検査の結果、「血糖値が高い」とか「総コレステロール値が高い」などと言われても、いままでと何も変わらず日々を過ごせるためにそれを実感することは難しい。そのため、大きな努力を強いてくる生活習慣の改善の必要性を認識したり、実行したりすることには困難が伴うと考えられる。一方で、医療専門職者は、血液検査や諸検査の結果を重要な情報のひとつとして、それらも頼りにしながらその人をわかろうとしている。例えば、HbA_{1c}値（グリコヘモグロビン）が一三・八％と出ていれば、HbA_{1c}値が高くなるメカニズムを考え、血糖値が高くなるような生活が営まれていたであろうと推測し、医学的知識に基づいてその人の過去一～二カ月間の生活に意味を与える。それは、医療専門職者にその人の生活についてのひとつの理解をもたらす。もちろん、当事者からその間の生活について話を聞くが、それは医学的知識に基づいた理解を裏づけるための一情報でしかないことも多いように思う。当事者から、食べ過ぎ、運動をしなかった生活が語られれば、それは HbA_{1c} 値が一三・八％に至って当然の生活として医療専門職者には捉えられるだろうし、食事も運動も気をつけていた生活が語られれば、その方法のまずさや当事者の意識のあり方が問われることもあるだろう。このように、検査によって示される数値が、その人の生活に医学的な意味を与え、医療専門職者はその意味に重きをおきながら、その生活をわかろうとしている。しかし、実際にその生活を経験している当事者は、必ずしも医学的な意味だけを与えているわけではない。

前述したように、私は生活習慣病といわれる人たちへの関わりに難しさを感じていたため、研究によって当事者の経験を理解する手がかりを得ようと試みたことがある。私はその研究で、糖尿病のコントロールのために入院を繰り返したことのある人たちにインタビューをさせてもらった。いわゆる、医療専門職者たちが〝手こずり患者〟と捉えがちな人たちである。そのなかで出会ったAさんは、すでに合併症である糖尿病性網膜症や神経障害、腎症を併発している中年の女性である。Aさんは、糖尿病と診断されて通院するようになったものの、毎回検査だけして医師に怒られて帰ってくることに嫌気がさして「自分で気をつければいいんだわ」と通院をやめたことや、インスリン注射を打つようになってもなかなか血糖コントロールが改善されず「この薬ほんとに合ってるのかな」と不思議に思っていたこと、友人の勧める「糖尿にいいよってものに飛びついていた」ことなど、たくさんの経験を語ってくれた。それは、糖尿病という病いを教科書の中で得た知識でしか理解しようとしていなかった私にとっては、「こんなふうに捉えていたのか！」と驚かされることの連続で、とても刺激的な機会となった。病院の看護師という立場で〝血糖コントロールを改善させよう〟として関われば、〝なんて病識がないんだろう〟とため息が出そうな患者である。しかし、Aさんの視点から、その生活のさまざまな出来事とともに語られる糖尿病の経験を探っていくと、医学的な意味づけだけではとても理解できるものではなく、Aさんの生活に根づいた生き生きとした豊かな意味づけがされていることがみえてきたのであった。例えば、HbA_{1c}値が一三・八％というのはAさんの過去の数値であるが、Aさんはそのときのことを、「病院の先生は慌ててたけど、本人は何のことやらさっぱりわかってないから、ああ、そうなんだっていう感じで」と語っている。どんな深刻なことでも「ま、いっか」と笑い飛ばしてきたおおらかなAさんらしい語りで、検査値の示す意味がAさんにすんなりと取り込まれていないさまが浮き彫りになっている。

このように、当事者は医学的な意味だけでもって生活を捉えていないこともある。われわれは、そのような人に関わると、「知識が足りない」「わかっていない」「この人は何を考えているのかよくわからない」などと感じ、どうしたら医学的な意味をわかってもらえるのかと頭を悩ませることが多い。検査で示される数値の医学的な意味は概ね画一的であり、医療専門職者の間では共有されるものである。そして、専門職以外の人たちにもその意味を認識してもらい、知識を深めてもらおうとしている。それがすんなりと取り入れられる人もいるが、なかなかその意味を取り込めなかったり、「頭では理解しても、その意味を実感できなかったりする人も少なくない。なかなか医学的な意味を理解できなかったり、医学的に良いとされる方法を実行できない人に、医療専門職として関わると、自分とその人の間に共有する意味を見出せず、われわれは困難を感じやすいのではないか。

2　生活習慣病者が経験している身体

⑴　実感しづらい数値

このようなときに、身体論を通じてものごとを見つめてみると、この困難を解きほぐす糸口を示されるように思う。市川は『精神としての身体』の冒頭で、「われわれにとってあまりにも近い身体は、その近さのゆえに、かえってそのはたらいているありのままの姿をとらえることがむづかしい。われわれはそれをもっとも遠いところから、メスやゾンデや血圧計を介して垣間みようとする」[1]と述べているが、血糖値や HbA_{1c} 値を介して身体を理解しようとすることは、その人が経験していることに「もっとも遠いところ」からアプローチしていることになる。科学技術の発展によって、医療においてもさまざまなことがわかるようになってきた。生活習慣病の成因や病態もそのひとつであろう。例えば、友人とおいしいケーキを食べたあとの血糖値の上昇、ストレスを晴らそうとお酒を飲んだあとのGOTやGPTの上昇、忙しい仕事のせいで増えた外食による総コレステロール値の上昇など、われわれの日々の生活は、数字や画像となって、今後起こりうる疾患の脅威とともに示されるようになっている。それは、将来起こりうる疾患を予防し、その人を苦しめるかもしれない生活上の支障から身を守るという発想においては、意義深いことであると考えられる。

一方で、経験している身体から捉えてみるとどうなるのか。市川は「計器は、自然的感覚によってはとらえられないもの、あるいはほとんどとらえられないものを計器面を介して感覚可能にするが、そっけない計器盤の表示にしろ、一見、より具象的なディスプレイ装置の表示にしろ、高度のシンボル化の能力を要求することによって、われわれのシンボル化の能力を消耗させ、実感からの疎隔をますます強く感じさせる」(2)と述べているが、生活習慣病の予備軍や深刻な合併症を発症していない人たちにも同様のことが言えるのではないだろうか。彼らの身体においては、自覚症状もないために、当り前のように毎日を過ごしていると考えられる。医学的知識や技術は、例えばHbA$_{1c}$値が一三・八%ならば〝血糖コントロールの状態が不可であり、この値が下がらなければ糖尿病性合併症を引き起こす可能性が高いだろう〟というように、過去一~二カ月の生活に対して、高度に「シンボル化」された数値でもって新たな意味をもたらすものの、当事者の実感とは「疎隔」している場合も多い。経験している身体からは「もっとも遠いところ」からのアプローチであるために、数値の示す医学的な意味を体得することの難しさは、実は当然のことなのである。われわれはそのことに気づかなければ、ケアをする相手からますます遠ざかっていくばかりではないだろうか。

(2) 世界との関わりから成り立つ生活習慣

また、経験している身体という視点から考えると、人は社会のなかで生活を営んでいるということも重要であると思う。先述した糖尿病を病むAさんには一二〇〇キロカロリーの食事療法が指示されたように、われわれは生活習慣病を病む人々に対して、食生活の改善や運動習慣の確立をするように個人の努力を求めるが、それを遂行することは容易ではない。そこには、彼らが独りで生活しているわけではないということも大きな影響を及ぼしていると思われる。例えば、食べるということに着目してみると、それは摂取カロリーや血糖値だけで表されるものでもなく、食事を用意してくれた人や共に食事をする人との間で成り立つ出来事であったり、多忙な仕事の合間に外食やコンビニエンスストアの弁当で手軽に済ませざるを得ないこととして成り立つ出来事である。つまり、食べることは周囲の人間や環境との間で成り立っているのである。それを個人の力でコントロールしようとすることは、非常に難しいことではないだろうか。われわれが要求する食事療法は、社会や環境の中で生活している人を、その状況から切り離した一個人として捉えすぎてはいないだろうか。そのような食事療法を実践した結果、病状は良好に保てたとしても、それ以外の大切な何かを失っているかもしれない。あるいは、食事療法を実践できない人は、それ以外の何か大切なものを守っているのかもしれない。

市川の「われわれにとっての世界は、われわれの系と世界の諸存在の系とのかかわりの結果である」[(3)]、「世界の姿は在るものというよりは、われわれの系と他の系との交渉から生成する出来事であり、出来事において、私の系と他の系とが規定される」[(3)]という指摘は、世界との関わりから成り立つ生活習慣という行為を一方的にコントロールすることの限界を示しているようにも感じられる。そして、そのような限界を認識してこそ、生活を営んでいる身体に少しでも近づくことができるのではないかと思うのである。

生活習慣病を病んでいたり、予備軍である人たちへの関わりに感じている難しさに、答えが出ているわけではない。しかし、身体論的な思考によって気づいたことは、われわれが拠り所とする医学的な知識は、彼らの経験している身体というものから乖離しやすい思考であるということ、それを自覚しなければ彼らから遠ざかっていってしまうということ、そして、他者や環境との間で成り立つ生活をコントロールしようとすることには限界があるということである。今後は、これらの問題をさらに熟考していきたいと思っている。そのために、身体論について学び続けるとともに、医療専門職者である私もまた、世界との関わりのなかで生活を営んでいるのであり、彼らを理解する手がかりとして、自分の身体のあり方にも目を凝らすことが大切なように感じるのである。

〈引用文献〉
(1) 市川浩：精神としての身体、勁草書房、東京、一九七五、三頁.
(2) 前掲書(1)、二一六-二一七頁.
(3) 前掲書(1)、二一五頁.

二．〝住み慣れる〟ことを支える

肥後　恵美子

身体論の学習会に参加して、自分の経験を振り返るうちに、普段何気なく感じていることは、このようなことなのかもしれないと思うようになった。それは、保健師としての経験を振り返ったときにも感じられるものであった。訪問先の家々では、その方々がその土地で長年築いてこられた暮らしがあった。そこは、住んでいる方々の住み慣れた場所であったように思う。そのように住み慣れるとは、どういうことなのであろうか。人々が暮らす地域を支援するためのひとつの手がかりとして、ある地区の独り暮らしの女性高齢者のお宅へ訪問したときに見聞きしたことと、家を空けてグループホームで暮らすことになった男性高齢者のお宅へ訪問したときのことを振り返りつつ考えてみたいと思う。

Ⅰ　AさんとBさん宅を訪問する

役場のある地区から、主要道路を走り細い山道に入る。一五分ほど山道を走った山間の斜面に、Aさんの住んでいる集落はある。その地区に三つある中の、一番標高の高いところに位置する小さい集落である。道端にはウドが自生して大きく伸びている。健診に行ったときに、「これはウドですか？」と聞くと、集落の方が葉っぱを摘んでくれ、天麩羅《てんぷら》にするとウドの香りがして美味《おい》しいよ、と他の野菜とともに新聞紙に包んで持たせてくれた。ここに来ると車などの機械的な音は全くしない。自分の耳の鼓膜が抜けてしまったのかと錯覚するほどである。この集落へのぼる道は、一本である。昔、もう一本あったのだが、山崩れによって通過不可能となったそうである。復旧の見込みはなく、沢を隔てた遠くの山の斜面にその大きく崩れている道を見ながら山道をのぼっていく。この一本しかない山道も舗装されてはいるが、沢へ向かって外側にカーブしている道の何カ所かは、アスファルトに丸くひびが入っている。道幅は所々で車二台がすれ違えるぐらいである。

Aさんの家は、斜面に作られた畑のその先にあった。コンクリートで固められた一メートルほどの幅の少し急な坂道が畑の真ん中に作られている。横溝が沢山あるでこぼこのコンクリートの小道を、Aさんの家に向かって登っていく。左右の畑は、Aさんのお宅の畑である。畑には、じゃがいも、とうもろこし、南瓜などが何列にも並んでいる。土は、それらに沿って規則的に一列に盛り上がり、湿り気を帯びた深い茶色に輝いて見える。雑草は見当たらない。一〇〇坪以上はあろうかという畑は、急な斜面に石を積み上げて作られた段々畑であり、それらの野菜は、種類ごとに植えられ青々と育っていた。

玄関に着くと、家の中には誰もいない。Aさんの家は、屋根が茅葺からトタンに葺き替えられた土間のある古いものである。

「Aさーん」

その家の玄関の前で畑に向かって叫ぶ。玄関は開けっ放しである。畑を見下ろすように、Aさんがいないか探していると、とうもろこし畑の奥からAさんが出てきた。腰の曲がった、かがむような姿勢で、ゆっくりと家に向かってコンクリートの道を歩いてくる。玄関のすぐ前には、山の水を引くための黒いホースの浸かった大きなコンクリートの水槽や、簡単な流しがあった。黒いホースからは、山から引いた水が流れ出ている。村のいくつかの集落では、太いホースで山から水を引き、それを各家々に分岐させている。Ａさんは、畑から戻り、用事が済むと、そこでバシャバシャと手を洗った。その後、地面をするようによたよたと歩きながら土間まで行くと、五〇センチ程の高さの上がり框をゆっくりとよじ登るように上がり、畑に向かって座った。Ａさんは、薬の定期的な内服が必要であるが、服薬管理がほとんどできない状態であった。内服を忘れるようである。Ａさんに薬のことを訊ねると、日付のばらばらな薬袋がいろいろなところから出てきた。家を覗くと、囲炉裏のあった部屋の隣に台所があり、台所の蛇口は水が出たままになっていて、水の溜まったボールには野菜が浸かっている。流しの隣には大きな冷蔵庫があった。

「（〇〇市に住んでいる）息子が、よう来てくれるんよ。降りてこい（〇〇市に来い）って言いよった」

Ａさんは、毎年冬になると〇〇市に住む息子家族の家に滞在する。標高の高いこの集落では、冬は雪が積もり、道は凍結する。転倒の危険性も増すだろう。畑で採れる以外の食料は、移動スーパーで買うことができるが、冬はここまで上って来ない。普段は、隣の家の方がＡさんの様子をよく見に来てくれたり、同じ集落内でそれとなく世話をしてもらいながら過ごしている。しかし、それでもＡさんにとって、この村での冬季の独り暮らしは無理なのである。

「南瓜、持って行かんけん。もうできとるんやないやろか」

Ａさんは、段々に積み上げられた石をよじ登り、畑に入っていった。そして、しばらくして畑の奥から出てくると、

「ほれ」

といくつかの野菜を、石の上に並べた。

Aさんは、物忘れが激しくなっている。運動能力にも低下がみられていて、腰は曲がり、足底で地面をこするようにして歩いていた。しかし、畑は整備され、野菜は青々と育っていた。また、背負子《しょいこ》をひょいと担ぐと同時に、山積みにされた菜っ葉を一気に担ぎ上げることもできた。Aさんにとって、背負子の扱いも畑仕事も、当り前にこなすもののようであった。Aさんの記憶力や運動といった能力は、計測すれば、かなりの低下をしているかもしれない。しかし、畑は整備され、どの野菜がどのくらいの育ち具合かも自然と把握しているようであった。上がり框に腰掛けて畑を眺めながら話す様子は、ここに居て話をしながらも、Aさんの意識が畑のほうまで伸びているような雰囲気が感じられるものであった。

「ここでは、何もすることがない」

村に独りで住んでいて、○○市に移住した家族のもとへ引っ越すお年寄りは多い。そのお年寄りのお宅へ訪問したときに言われた言葉である。

「畑で遊びよる」

村でよく聞く、お年寄りの言葉である。

別の集落に住んでいたBさんは、妻と二人暮らしであった。認知症が進行していたため、家の用事はすべて妻が行っていた。歩行もそれほどしっかりしていない。Bさんの畑は、家の前の斜面に広がっている。Bさんは、よく玄関の前の段差のところに置かれた石に、畑に向かって座り、タバコを吹かしていた。その石には座り慣れている様子であった。しばらくして、Bさんは、家を空けて隣の町のグループホームに入所することになった。後日、そのグループホームを訪問すると、Bさんがソファーに座っていた。グループホームの居間のソファーに座っていた様子は、自分の家の玄関先の石に腰掛けて、目の前の畑を見下ろすように眺めていた、かつてのBさんとは違って見えた。ソファーに腰掛けたBさんはとても小さく、こぢんまりと腰掛けているように見えた。

2　居る場所と関わる

今、あのときのAさんとBさんについて、考えてみようと思う。あのとき、村でのAさんや、Bさんの様子と、グループホームのソファーに座っていたBさんの様子は違って見えた。この違いはなんなのだろうかと思う。よたよたと畑から戻ってきて上がり框によじ登るようにして上がって、畑に向かって座ったAさんや、家の前のいつもの場所に腰掛けて、タバコを吹かしながら畑を見下ろすBさんは、グループホームのソファーに腰掛けていたBさんのときのように、こぢんまりと座っているのではないように見えた。何か、当り前のようにそこに居る、というふうにも見え、そのときの意識は、座っているところから遠く広がっているようにも感じられた。これは、単に住み慣れた土地で伸び伸びとしているからということとは、少し違うように思えた。

Aさんにとって、自分が耕している畑は、自分の身体を使って能動的に関われる場所であろう。Aさんや、Bさんが畑を見下ろすように座り、意識が広がっているように感じられたその意識の先にある場所は、何か、Aさんや、Bさんの身体全体で受け止めることができて、かつ、その身体全体が、どのような形であれ、関わることのできる場所であったのではないだろうか。一方で、グループホームのソファーに座っていたBさんにとって、移住先のグループホームは、以前の住み慣れた場所と同じような場所になっていなかったのではないだろうか、と思う。住み慣れる、とは、住んでいる場所が、その人の身体全体で受け止めることができるとともに、何らかの形で相互に関わることのできる場所になっていくこと、そのような意味なのかもしれない。

Aさんにとって、上がり框から見下ろしていた、そのような住み慣れた、いつもの生活の中にある畑の風景は、どのように見えていたのであろうか。訪問した私には、違って見えていたことは確かなような気がする。私には、土が茶色く輝いて、雑草の見当らない畑、と見えて、よく手入れされているると感じられた。しかし、植えられた作物がどのように育っているのか、などは見えていない。ただ、そこには、保健師として、Aさんが手入れした畑を見ることで、Aさんの運動の能力や、生活の様子などを見ようとしていたと思う。一方で、Aさんは、畑を眺めながら作物の状態などが、もしかしたら、その場所で流れている風の湿り気や、空の様子も一緒に見えていたのかもしれない。Aさんが、そのように自分が居る場所が見えることは、同時にAさんが、そのようにその場所を見ることができるということでもあり、同時に、そう、見れるようにその場所が、Aさんに現れているということでもあるのではないだろうか、と思う。

一方、Bさんにとって、長年住んでいた家の玄関先に座って、いつものように見下ろす畑はどのように見えていたのであろうか。一概にAさんと同様であるとはいえないだろう。しかし、Bさんが、その土地に長年住み、いつものように家の前に座ってタバコを吹かしながら畑を見下ろすとき、Bさんの広がった意識の先にあるその場所は、Bさんが見ようと思う見方で見れるように現れていたのかもしれない。例えば、空に意識を広げて、冬の空を見ようとするならば、Bさんがいつものように座っていた場所から見える空は、冬の装いで現れて見える空であるとともに、そのように見ることのできるBさんがその場所に居たのだろうし、畑に意識を広げて青々と育つ作物を見ようとするならば、そのように畑が現れて見え、それとともに、そのように見ることのできるBさんがそこに居たのではないのだろうか。

以上のように考えると、グループホームでソファーに座っていたBさんには、何が見えていたのであろうか、と思う。グループホームは、それまでBさんとともにあって、いつもBさんが意識を広げて見ていた場所ではないから、ソファーに座っていたBさんは、そのような見方をするBさんではなかったのかもしれない。そして、それまでのBさんが見ようと思う見方も、それとともに現れ広がってくる場所も、そこにはなくて、Bさんは、住み慣れた場所から移住するとともに、その場所を身体全体で受け止めていた自分も、置いてきてしまったのかもしれない。グループホームのソファーに、こぢんまりと座っているように見えたBさんは、新しい場所を、かつて畑を見下ろしていたときのように、広く意識を広げて見ることができずにいて、それとともに、その新しい場所もBさんにそのような場所として現れていたのかもしれない。

3　〝その土地とともに生きていく〟ということ

ところで、「畑で遊びよる」とは、どのような意味なのだろうか。昔の村の暮らしは、現在、村で住んでいるお年寄りの暮らしの中にもあるように、自給自足であって、畑で採れたものが生活の糧の多くを占めていたのではないかと思う。豊作か、不作か、が、その後の生活での食料調達に大きく影響していたことだろう。現在は、そのような意味合いで作物を作るお年寄りはほとんどいない。しかし、畑仕事は村のお年寄りの多くが昔から行ってきた、生産活動的な意味合いの労働であると思う。現在になって、畑仕事は生きていくための生活の糧、という意味合いはなくなってきた。それによって、何かを作り出すという意味合いの労働として作物の世話をしながら、そのために日々の時間を費やして過ごすということを楽しむ、という意味が畑仕事にはあるのかもしれない。一方で○○市の家族のもとへ移住したお年寄りの多くは、おそらく畑仕事をする機会がなくなるだろう。村に住んでいたときに日常的に多くのお年寄りが行っていた、生産活動のために日々の時間を費やす、という機会が、移住先では確保されないことが多いのではないだろうか。移住先では、畑の世話などの力仕事をする必要はなく、いざというときでも家族が近くにいるような環境であろう。村での生活ほど身体を使わなくても生きていくことのできる移住先での環境は、お年寄りにとって優しい環境といえるかもしれない。しかし、「ここでは、何もすることがない」と言われるお年寄りにとって、移住先の、その環境はどのようなものなのだろうか。

畑仕事をしながら日々の時間を費やす村での生活は、筋力が低下したお年寄りにとって、一般的には楽ではない環境といえるかもしれない。お年寄りが、自分の身体を使って畑と関わる日々の生活は、その場所との能動的な関わりによって作物が作りだされていく過程であると思われる。そのような関わりに時間を費やすということは、場所とともに積み重ねられる過程が、お年寄りの身体に日々刻まれていくということだと思う。他方、身体に刻まれるということは、刻まれる自分がその場所に居るということを感じることでもあると思う。村のお年寄りは、その場所とともに積み重ねられる過程が自己の身体に刻まれることで安らぎや、喜びを得ながら、その時間を楽しんでいるのかもしれない。一方で、移住先で、そのような生産活動の機会がなくなってしまったお年寄りは、新しい場所とともに、どのような時間を費やしていくのであろうか。それは、お年寄りにとって、自分の身体を使った、その場所との能動的な関わりの機会が少なくなってしまったということでもあると思う。「何もすることがない」と思うその場所での生活の日々は、その場所と能動的に関わるという、場所とともにある積み重ねの過程が少ない日々なのではないだろうか。そこには、その場所とともに積み重ねられた自分ではなく、ただ自分という身体がある、という感覚が多く残されるのではないだろうか。それは、場所との関わりによって、場所とともに感じられる自分が希薄になってしまうということであると思う。「ここでは、何もすることがない」ということは、新しい場所に移住したお年寄りが、かつて、自分の身体を使ってその場所と能動的に関わる過程を自分の身体に刻みこむことで感じられた、場所とともに積み重ねられ、場所とともにある自分や、その日々の積み重ねが自分の身体に刻まれていく安らぎや、喜びの機会が、少なくなるということなのかもしれない。

しかし、そのように毎日の時間を作物の世話をすることに費やしながら、住み慣れたその土地で生活を続けることが、無理なこともある。新たな土地へ移住しなければならなくなったとき、保健師は何をすればよいのだろうか。せめて、長年住み慣れた土地で、「畑で遊びよる」と言っていたお年寄りが、「何もすることがない」といったことを感じる回数が、移住先に住む時間が長くなるにつれて少なくなるように、そして、Bさんが、かつてのBさんのように、新しい場所でも意識を広げてその場所を広く見ることができるようになること、そのために、少しでも、住む場所、とともにあるその人を見ていけたらと思う。

身体論を勉強して、住み慣れる、ことについてこのように浅いながらも考えることは、身体をもった人、と自分が関わることの可能性を広げていくことなのではないかと思う。

三・傍らで〝病む〟家族

中川　理恵

一　佐野さん、妻とともに過ごすなかで

新人看護師だった頃、私は、ある病院の内科病棟に勤務していた。その病棟には、心筋梗塞、狭心症、心不全などの循環器疾患を患う患者が、多く入院していた。当時、看護師になりたての私は、患者やその家族に関わることが楽しく、何かと一生懸命だったように記憶している。その関わりの一つに、患者教育があった。循環器疾患を患った患者へ情報を提供するために、退院後の生活上の注意点、例えば、一日の塩分摂取量は○グラム以内が望ましい、そのための調理法、なぜ塩分を制限する必要があるのか、などを記載したパンフレットを作成した。そして、それを用いて、患者、家族が求めているだろう情報を提供し、家族には患者をサポートすることを求めた。これは、当時の私にとって、普通、つまりわずかな疑問さえ生じることのない関わりであった。

それから月日が経ち、私は、ある大学で教員として働くことになった。このとき、看護学生への実習指導を通して、佐野さん（仮名）という一人の患者に出会った。今になって振り返ると、彼との関わりの経験が、私の関心を家族へ向かわせたといえるだろう。

佐野さんは七〇歳代の男性の患者で、肺癌の治療のために入院していた。実習が始まる前週に病室を訪ねると、彼はとても寂しげな表情をしていた。看護師長によれば、佐野さんは元気がなく、涙を流していることも度々あったという。彼の妻は、毎日病室を訪れ、ベッドの横に置いた椅子に一日中

掛けていた。妻は、穏やかな雰囲気の人だったが、表情はくらかった。このような佐野さんを受け持った学生は、温泉によく行ったという彼に、足浴を行うことにした。木々の香りのする入浴剤を何種類か用意し、その中から彼に一つ選んでもらい、足浴に用いた。足浴中は、佐野さん、妻ともに笑顔で、学生を含め三人での会話を楽しんでいる様子だった。学生は、このような足浴をほぼ毎日行った。実習後半になると、佐野さんの表情が以前よりも明るくなったように見えた。そして同時に、妻の表情も明るくなったようだった。

足浴により笑顔を取り戻した佐野さん、彼と重なるように表情が明るくなった妻。私には、佐野さんと妻が何らかの経験を共にしているかのように見えた。そして、この二人と時を共にし、患者の傍らにいる家族の経験に、とても関心をもつようになった。このとき、私のなかで、〝患者をサポートする家族〟から〝患者の傍らにいる家族〟というように、家族の見え方が変化してきていたように思う。つまり、私のなかにあった〝患者をサポートする〟という枠が外れ、患者の傍らにいる家族の経験それ自体に関心が移っていったのである。

2 三村さんの妻の経験

患者の傍らにいる家族の経験に関心をもったころ、私は、大学院へ進学した。そして、修士論文に取り組むなかで、急性心筋梗塞を発症した三村さん（仮名）とその妻に出会った。三村さんと妻は、研究参加者として私の研究に協力することを承諾し、妻は、急性心筋梗塞患者の家族としてどのような経験をしているのかを詳しく語ってくれた。

三村さんは、ある日の深夜、「居ても立ってもいられん気持ち悪く」なり、糖尿病の治療のために通院していた病院を受診した。彼は、「別に吐きそうじゃないがね。なんか、胸、こう苦しくなってきてね」と、そのときのことを語った。診察の結果、急性心筋梗塞という診断だった。心臓カテーテル検査により冠状動脈の三カ所に狭窄が見つかり、一カ月後に冠状動脈バイパス術を受けた。このとき、三村さんは七〇歳代前半だった。

心筋梗塞発症後七カ月半を経過した頃、三村さんの妻は、「なんとなく、ついててやらんと、なんとなく、ね、危ないみたいなね、うん、そんな感じだけどね」と、夫のことを語った。妻にとって、夫は「ついててやらんと」、つまり、独りでは「危ないみたい」という存在だった。しかし、それは「なんとなく」、「そんな感じ」といった漠然とした感覚であって、つかみどころのない妻の思いがうかがえた。さらに、妻の語りを眺めていると、「ついててやらんと」が先行しており、「危ないみたい」だから「ついててやらんと」とは語られていないことに気づくだろう。再梗塞への懸念を抱き「危ないみたい」と感じている妻が、意図的に、夫についているのではないことがわかる。この「ついててやらんと」は、何らかの危険を防ぐため、という理由を明確にもった言葉ではないと思われる。市川は、「私の行動の意味と行動の場が完成されるのは、他者の行動によってであり、他者の行動の意味と行動の場が完成されるのは、私の行動によってである」(1)と述べている。また、鷲田は、「わたしは世界『構成』の原点なのではなく、わたしが『構成』したのではないものによっていつもすでに媒介されている。(中略)主体／客体の分離と自己／他者の分離とが同一事態の両面として同時的に生起してくる」(2)と綴っている。市川や鷲田が言うように、三村さんの妻が語った「ついててやらんと」も、夫との関係のなかで完成されており、妻の抱くなんらかの理由に還元されるものではないだろう。つまり、因果関係の構造のなかで、妻は、この「ついててやらんと」という経験をしているのではない。妻は、心筋梗塞発症後二カ月半が経過した寒い冬の時期を振り返り、夫がお風呂やトイレへ行くことといった日常的な行為を繰り返すたびに、その都度「気をつけていた」とも語った。彼女は、夫とともに暮らすなかで、夫のその都度の行為に常にひきつけられ、気を配っていた。妻が語った「ついててやらんと」という言葉は、そういった家族の身の置き方を示していると考えられる。

では、三村さんの妻が語った「ついててやらんと」は、どこから押し出された言葉だったのだろうか。

三村さんは、冠状動脈バイパス術の際に右下肢の静脈を切断した。彼は、「こっちの足（右下肢）はちょっとねぇ、麻痺しちゃって」、「足、ここらへん（右下腿）つっぱる」と、具合が悪いことを語っていた。「歩くほうは、歩けんねぇ」と語る夫の歩く姿を見て、妻はこう語った。

妻　（前略）歩くにもね、うんと、こう、最初のうちは、今でもそうだけど、ゆっくりゆっくり。あのぉ、今までのこと思うと、やっぱり、歩き方が、ほんとに年寄りっていったかんじでね。歩き方も、うんとあれだに、遅くなったね。（後略）

「歩き方が、ほんとに年寄りっていったかんじ」と、夫の歩く姿を語る妻は、「ほんとに」と強調せずにはいられないくらいに「年寄りっていったかんじ」になってしまった歩く姿を見て、心筋梗塞発症以前に比べて年老いてしまった夫、衰えてしまった夫を改めて感じていたと思われる。このように、夫の歩く姿を通して衰えを感じつつ傍らにいる妻は、夫の病気についての思いを「バイパスのあれを、あれをやったからって、もう完全にいいっていうわけはないもんねぇ、もう年だもんねぇ、この人。いつまでこういうふうに、もつっていうか」と語った。妻の目に映っている夫の歩く姿、その微妙な変化は、長い間、時間と空間を夫とともにしてきた妻の世界である。そして、妻は、この世界を通して夫の衰えを感じつつ、傍らで「ついててやらんと」という身の置き方を形作ってきたのだろう。

3　患者に寄り添う妻の経験・身体論の思考にふれて

三村さんの妻の経験を通して、私は、あることに気づかせられた。冒頭にも記載したように、看護師として働き始めた頃、私は患者教育に取り組んでいた。患者教育では、生活の改善方法やその理由を患者、家族に伝え、さらに家族にはそれをサポートするように依頼してきた。三村さんの妻の言葉で表すならば、「危ない」という事実と危険を防ぐ方法を患者、家族に伝え、その理解の結果として、「ついててやらんと」という家族の行動を引き出そうとしていた。このときの私は、いつも傍らにいることで形作られてきた妻の身の置き方を、〝行動〟という枠組みのなかでのみ捉えようとしていた。つまり、私にとっての「ついててやらんと」は、ある目的をもって開始したり中止したりできる一つの行動にすぎなかったのである。当時の私は、こういった枠組みを通して家族を見つめていたことにより、彼らの経験をもゆがめてしまっていたであろう。

三村さんの妻は、夫がお風呂やトイレへ行くことといった日常的な行為を繰り返すたびに、その都度「気をつけていた」寒い冬の時期を振り返り、「ほんとに、私ら、世話するばっかでねぇ、ほんとに、疲れちゃった」と、語った。妻は、「ついててやらんと」という身の置き方に、「疲れちゃった」

のである。これまでも、臨床の場で、患者の傍らにいる家族から疲れたという言葉をきくことは度々あった。このようなとき、私は、しばらくからだを休めるように促してきた。つまり、疲れるにいたった行為をいったん中止するように勧めてきた。しかし、家族がその行為を中止することはなかった。こうした家族を前にして、私は、中止すればよいのに、これではますます疲れてしまう、と思ったことを記憶している。今になって振り返ると、その行為は、私にとっては一つの行動であっても、家族にとっては、長い間、時間と空間を共にすることで形作ってきた身の置き方であり、中止できるものではなかったのだろう。こうして、私は家族の経験をゆがめ、彼らに不愉快な思いをさせてしまっていたのかもしれない。しかし、当時、私はそのことに気づくことさえなかった。というのは、知らず知らずのうちに身についてしまったものの見方、私自身がもっているものを見る枠組は、あまりにも自明だったからである。思えば、当時は身体論という思考についても知る由もなかった。

私の身体論との出会いは、佐藤登美先生、西村ユミ先生、奥原秀盛先生と出会い、身体論学習会に参加したことから始まった。その頃、この思考に対して〝難しい。よくわからない〟という思いを抱いていたように記憶している。今でも、難しいという思いは変わらない。わかったという手ごたえを感じているわけでもない。ただ、身体論を学び、その思考を手がかりにして三村さんの妻の語りを紐解き、今まで見ていなかったことが見え始めたように思う。と同時に、常に、私自身のものの見方を意識するようになった。身体論を学びつつ、こうして、私の世界は少しずつ変化してきている。

〈引用文献〉

(1)　市川浩：精神としての身体（講談社学術文庫）、講談社、東京、一九九二、一六〇頁．

(2)　鷲田清一：現象学の視線、講談社、東京、一九九七、一四九頁．

四・〝息〟をすること

三浦　智美

患者から発せられる言葉の多くは「息苦しい」「息がしにくい」「息が楽になった」ということであるが、観察項目になると「息苦しい」が「呼吸苦」に転換される。臨床現場では医療者が〝息〟と表現することは少なく、解剖生理学的な観点から、ほとんどの場合〝呼吸〟と表現している。

ここでは患者から発せられる言葉に注目し、〝息〟をすることが身体にとってどのような意味をもっているのか、また、どのようなケアが求められているのかということを、私自身が実際に経験した「息苦しい」「息ができない」という事例から考えてみたい。

Ⅰ　息苦しいということ―Tさんの場合

Tさんは六〇歳代の男性である。肺炎を併発した肺癌の診断で入院した。放射線療法による治療後、化学療法を行うという方針であった。しかし治療の効果は得られず入院二カ月あまりで亡くなった。

入院当初、Tさんの主な症状は連日みられる三八度以上の発熱であり、解熱薬の使用などの対症療法を行っていた。また、Tさんは発熱の他に「息苦しさ」を訴えた。「息苦しい」というTさんのナースコールは頻回で、訪室するとぐったりとした様子でハァハァと息をしていた。話をする気もないという様子のTさんに「呼吸が苦しいの？」と聞くと頷《うなず》く。酸素飽和度を測ってみると九〇％後半は維持しており、数字としては問題なく肺換気音も両下葉まで聴取可能であった。医師にその状況を報告するとTさんの言う「息苦しさ」の原因を示す検査結果はみられないと言い、癌性疼痛に関連した過呼吸ではないかという見解であった。

「息苦しい」というTさんに対し、酸素吸入と麻薬の投与が開始になったが訴えはなくならず、ナースコールも頻回なままであった。酸素の量の調整や呼吸苦時に使用という点滴の実施、さらには麻薬の量の変更や鎮静薬を使用するタイミングを図っても改善しないTさんの「息苦しさ」に対し、私は困惑した。「何故《なぜ》、呼吸が苦しいのだろう。何が原因になっているのか」。このような疑問を医師に投げかけてみたが「検査結果では所見にない。精神的なものではないか」という返事であり、酸素吸入と麻薬の使用で経過をみるしかないということであった。しかし、目の前にはハァハァと息をしている、ぐったりとした様子のTさんがいるのである。「どうしたらTさんを楽にすることができるのか、何か良い方法はないか」と焦りと不安を感じていた頃、Tさんに対して行った呼吸介助と背中をさするというマッサージが効果をあげ、息がしだいに静かになっていくということがあった。

呼吸介助やマッサージがTさんの「息苦しさ」を緩和できるということがわかってからは、これらを積極的にケアに取り入れた。Tさんからは一度も「楽になった」という言葉は聞けず、「息苦しさ」も問えば「ある」という返事であったが、ナースコールの数が減ったことや静かな息をしていることからその効果を窺い知ることができた。

医療者は、「息苦しさ」つまり「呼吸苦」の原因を探るような考えをもつ傾向がある。原因があって結果がある。ゆえに、原因を突き止めればそれによって生じていることを理解できるという思考である。「呼吸苦」を引き起こしている「何か」を探ることで症状を解決できるということはある。例えば、肺炎で発熱のある患者の場合、何らかの原因菌に感染して肺炎となりCRP（炎症反応）が上昇、さらに痰や気道内分泌物が増量し発熱を引き起こす。それに伴って酸素飽和度が低下し、呼吸回数の増加や自覚症状として呼吸苦が生じる。その場合にどのようなケアが行われるかというと、医師の指示による抗生物質などの内服・輸液の実施、解熱薬や氷枕の使用、安楽な体位の工夫、排痰援助、必要であれば酸素吸入を行う。その結果、X線上で肺炎の治癒が確認され、熱型は平熱となり、痰は減少、酸素飽和度も九〇％後半から一〇〇％を維持するようになる。患者も呼吸が楽になったと言う。このように客観的・肉眼的な反応が表れ、その効果を評価することができるのである。

Tさんのように数字や検査所見に表れない、何が起こっているのか捉えることができない「息苦しさ」は、前述した思考法に慣れている医療者にとってもっとも厄介な訴えになる。「息苦しさ」の原因を追究しても、それが客観的・肉眼的に捉えられない限り、目に見えない自覚症状として扱わざるを得ないのだ。だからこの症状は、「精神的・心理的なもの」として処理される。他方で、そこにはTさんという人が「息苦しい」と感じていることが置き去りにされている。

「息苦しい」と言っても酸素飽和度の値や肺換気音、検査結果に関心を寄せていた医療者の対応は、Tさんにとって非常に苦痛であり孤独感を与えていただろう。そういった状況のなか、Tさんに引き寄せられるように行った呼吸介助や背中をさするというマッサージは、直接身体に触れなければできない行為であった。それは、「息苦しい」というTさんそのものに触れる行為であり、Tさんという存在自体の理解に通じるケアとなったのではないだろうか。

普段、自分の〝息〟を意識することは少ない。それは、何不自由なく〝息〟をすることができているからである。空気中の酸素を十分に身体に取り込んで呼吸をするということは、生命を維持するために意識しなくても自然に行っている営みである。医療現場では、こうした営みをX線撮影などの検査や酸素飽和度の測定、呼吸音の聴取、呼吸苦の有無、チアノーゼの有無などによって確認・評価する。それは、自分の〝息〟を意識化する機会となる。

医療者によって酸素飽和度が正常範囲内であるということを告げられるほど、Tさんは自分の「息苦しい」という感覚との乖離に不安が増したのではないだろうか。「息苦しい」ということは、解剖生理学的に考えると例えば、胸水貯留や自律神経系の興奮によって引き起こされるということになる。しかし、それだけでは説明できない何かを患者は「息苦しい」という言葉によって表現している可能性がある。

今になって考えると、Tさんの「息苦しさ」は、なくすことができなかったと思う。それはおそらく、病いをもったTさんの生きにくい状況、生きにくさを示していたのだろうと考えるからである。癌の進行は速く、Tさんは入院して二カ月あまりで亡くなった。その速さがTさんを追い詰め、「息苦しい」という状況を生んだ可能性がある。そう考えると「息苦しい」を単純に「呼吸苦」と転換することはできない。客観的には捉えにくい「息苦しい」ということを呼吸状態としてではなく、その人の苦しみとして受け止めてケアしていけるように、医療者はもっと慎重に、繊細な心をもって患者とかかわる必要がある。

2　息ができないということ：Mさんの場合

思い出されるもう一人は、Mさんという過去に肺癌で左肺全摘出術を受けた六〇歳代の男性である。Mさんは癌の再発により入院したが、腫瘍は気管分岐部近くに位置し窒息の可能性があった。そのため、腫瘍の縮小を目標に放射線療法を行っていた。しかしある日、腫瘍が気管を閉塞したことによって窒息状態となり、治療の甲斐なく亡くなった。

私はMさんが左肺全摘出術を受けたときの受け持ち看護師であった。その縁もあって、再入院でも私が受け持つことになった。Mさんは寡黙な人であったが病室に行くと穏やかな表情で迎えてくれ、家族や趣味の話をした。Mさんの容態が急変したのは、私が勤務している休日の昼一四時頃であった。検温のために病室に行くとドアに背を向け、ベッドの上に座り、のどの辺りを左手でおさえて肩で呼吸をしているMさんが目に入った。尋常《じんじょう》な呼吸でないことはすぐにわかり、周囲のスタッフに協力を求めて医師や家族に連絡をとってもらった。その間、私はMさんの傍を一時も離れず、ベッドに座りMさんと向かい合せになって肩に手を置いた。

医師が病室に到着し、内視鏡や気管切開の準備をするに至るまでの時間は早かった。しかし、Mさんと一緒に病室にいた私にとって、その時間は非常に長く感じられた。Mさんと一緒に私も息を止めていたのかもしれない。苦しい時間だった。今でもMさんの肩に置いた手の感触や汗ばんだ感覚は生々しく残っている。Mさんはのどに左手を当てたままずっとうつむいていた。会話はない。ヒューヒューという呼吸音が病室に響く。決して大きくない音。わずかな隙間に空気が通る音。腫瘍による気管の閉塞の可能性は本人にも話されていた。しかし、そのときのMさんには、そんなことを考えている余裕はなかっただろう。自分に何が起こったのかということより、「息ができない」という事実に身体が悲鳴をあげている状況であったと思う。

「息苦しい」と言っていたTさんのときには、酸素飽和度の値と本人の訴えが反していることから、「何が原因なのか」「どうしたら楽になるのか」を考えた。そして、関わりのなかから背中をさするというマッサージが効果のあることを知り、ケアに取り入れることでいくらか〝息〟を楽にすることができたと思う。しかし、Mさんのときには、それを考える時間もなく、突然「息ができない」という状況がやってきた。

私はMさんの「息ができない」という状況を共に経験した。こんな経験は、それまでに一度もなかった。苦しんでいる人が目の前にいても私にはどうすることもできない。何もできないと思うと私も苦しかった。Mさんの苦しんでいる様子を見たくないという気持ちもあり、本当は逃げ出したかったが、自分がMさんならば一人にはなりたくはない、一人は恐いと思った。だから私はそこに留まったのである。

医療者として看護師は、患者が「息苦しい」というときには、酸素の調整や吸入薬の使用、吸引、点滴、呼吸介助などを行い、患者が楽になるように努力する。しかし、それでも楽にできない、救えない〝息〟はある。Mさんのように気管分岐部にある腫瘍が窒息の原因となった場合には、酸素や吸入薬、マッサージなどは効果がない。では、何もケアすることがないのかといえば、必ずしもそうではないと考える。〝息〟ができなくて苦しいという状況を受け入れ、患者が生と死の狭間でゆらいでいるときに、その場に置き去りにすることなく、その人の傍に居続けるということがケアになるのではないだろうか。

Tさんと Mさんに対して、私が行ったケアが良かったのかどうかということは、確認をとれていないため不明である。確認できていないからこそ、この経験は私自身のなかでケアの意味を見出すように何度も反芻され忘れられないものとなっている。身体論を学ぶことによって私の経験は、ただ困惑した、戸惑ったというだけでなく、ケアをするということの意味を問い直す機会となった。

3 息をすることの意味をめぐって

二人の患者の〝息〟もそうだが、医療の現場では、〝息〟をモノによって助けられている人に出会う機会も多い。患者と私たちの身体のあいだに、モノが介在するのである。

科学技術の発展により、救命・延命・生殖・臓器移植などの医療が進歩した。そのなかで呼吸を維持する、つまり生命を維持するための機械として人工呼吸器がある。人工呼吸器は近年、小型化がすすみ非常に細かい設定までできるようになってきている。換気設定、呼吸回数だけではなく吸気時間と呼気時間など呼吸に関する多くの設定が可能である。人工呼吸器の設定は、患者の疾患や全身状態、血液ガスの値や酸素飽和度、自発呼吸の程度などによって決定される。人工呼吸器の設定と患者の呼吸が合わないときには有効な換気が行えるように点滴による鎮静が行われる。それは言い換えれば機械に人が合わせている状況である。人工呼吸器が用いられるのは手術や救命、延命の場面であるため検査データや自発呼吸の回数、呼吸の深さ、本人の表情など客観的かつ観察可能な指標により管理を行う。

Tさんや M さんの事例とは異なり人工呼吸器を用いている患者の場合は、呼吸することを「助けられている」もしくは「させられている」という状況になる。自分ではコントロールできない呼吸。それが人工呼吸である。生命を維持するために本人ではなく機械および他の人によって呼吸を管理するということは一般の生活のなかでは考えられないが医療現場ではよくあることであり、医療者はその状況に慣れている。

私は以前、ある患者の人工呼吸器の設定について、病棟に作動状況をチェックにきた臨床工学士に「この設定は人の呼吸じゃない」と言われてハッとしたことがある。私は患者の呼吸状態と管理に注目しており、その臨床工学士のように機械の中に「人の呼吸」を求めてはいなかったのである。その患者の人工呼吸器の設定は吸気時間が通常より延長されていた。私は設定の通りに呼吸をしてみた。すると非常に不自然で呼吸し難かった。患者は鎮静されている状況で人工呼吸器と同調し酸素飽和度は一〇〇%を維持していた。表情も穏やかに見えた。しかし、実際には不自然な呼吸を強いている状況であったのだということに気づかされ、医師に連絡をとって吸気時間の設定を変更した。

人工呼吸器を用いている以上、その人本来の呼吸をさせることはできない。あくまでコントロールされた呼吸になる。そういった状況のなかで機械と生身の身体との齟齬《そご》を見逃さないということが単に生命の維持というのではなく、人としての存在をケアすることに繋がっていくのではないだろうか。

看護には医学的な知識・技術が必要である。患者も専門家としての対応を期待しているだろうがTさんや M さんの場合、それ以上に必要だったのは、じかに触れる、もしくは傍に居続けるというケアであった。また客観的な数値や観察項目だけを頼りに人工呼吸器を装着している人を管理しているとしたら、その人は簡単に機械と同化させられる。これは、機械を管理する能力だけではなく、人としての繊細さや想像力がなければケアは成り立っていかないということを示している。

身体論を学び自分自身の経験を振り返ることで、看護師として患者を対象化するのではなく、同じ身体をもっている存在としてケアを行う、そして時にはケアされるということを実感し、自と他の境界を行き来するような感覚をもった。それは、一番身近な身体である自分と向き合うことによって得られ、ケアを創造していく拠り所となっている。これからも、ケアをするために日々努力するというのではなく、自分もケアされているということを感じながら経験を積み重ね、繊細な感覚を忘れずに持ち続けていきたい。

五・痛みについて

宇佐美　恵

　患者の痛みをとるための援助は、患者の痛みを知ること（痛みのアセスメント）から始まると学んできた。そのため私は、痛みを訴える患者に、どのようにどれくらい痛むのかを聞き、医師の指示に従って鎮痛薬を投与して痛みの軽減に努めてきた。しかし、この方法ではどうにもならなかった「痛み」を経験して、とても戸惑ったことがある。私は看護師経験一〇年目のとき、専門（母子看護）教育大学校に入学し、実習病院でヒルシュスプルング病を患う生後六カ月のAくんを受け持った。このとき私は、Aくんの手術後の痛みを知るという段階でつまずき、Aくんの痛みに手を差し伸べることができなかった。Aくんの傍に居ながらも、彼が痛みを感じていること自体に気づくことができなかったのである。つまり、Aくんの痛みを知ることができなかったのである。この経験は、私にとってとても印象深く、痛みについて考え続けるきっかけを与えてくれただけではなく、身体論を学びながら意味づけし直すことのできた出来事でもある。

一　手術後一週間を経過して突然泣いたAくん

　Aくんは、人工肛門の閉鎖と肛門造設の手術目的で、小児専門病院の乳児外科病棟に入院していた。私は手術前からAくんを受け持ち、手術後の痛みをできるだけ緩和できるように、増強させないようにとの思いから、両親からはAくんの眠たくなるときのしぐさや一日の様子を聞き、母親からは（いつも行っている）Aくんのおむつ交換や哺乳の手技を習い、普段の生活で使用している寝具などを持参してもらった。その話のなかで、両親はAくんについて「とにかくわがまま（父親の愛情ある表現）で、自分たちが少しでもテレビに夢中になると〝こっちを向いて〟と泣く、ほとんど一日中Aくんが起きているときは抱っこしている」と話してくれた。手術当日、父親が手術から戻ってきたAくんの額にキスをすると、眠っているAくんの顔がわずかに微笑んだ。Aくんはそのまま眠ってしまい、両親は面会時間が終了したため帰宅した。

手術の翌日、手術後の看護記録を読むと、Aくんは夜間に一度目を覚まして泣いたが、おしゃぶりをくわえさせると静かに眠ったと書かれていた。私がAくんの病室を訪れると、Aくんは私に気づいて一瞬目を合わせたが、すぐに避けるように目をそらした。しばらくして母親が面会に来たときも、Aくんは母親と一瞬目を合わせただけで、またすぐに目をそらしてしまった。母親は「痛くて泣いていると思ったのに…、あんまり痛くないのかな？」とちょっと拍子抜けしたような感じで話したが、すぐにベッド横に座り、Aくんが目を合わせるときは、〝んっ〟と顔で応答し、Aくんが独りで遊んでいるときは自分が持ってきた本を読んだり、ときどき大好きなうちわをAくんに向けて静かに扇いでいた。手術前、Aくんは顔に風がくることを面白がっていた。私も母親と同様に、手術後、痛みで泣いているAくんを想像し、泣いている彼に声をかけ、スキンシップをしながら痛みを和らげたいと考えていた。ところがAくんは、母親とも目を合わせることもなく、ひとりで自分の指と指をからませながら、じっとその指を見ていた。私は、Aくんが独りの世界にこもっているような雰囲気を感じ、何をしたらよいのか戸惑ってしまい、検温や処置など業務をこなす日々がつづいた。

手術後一週間を経過したある日、Aくんは実習病院の看護師数人が駆けつけるほどの大声で、突然泣いた。私がその泣き声に驚いて、慌てて病室に行き彼を抱きあげると、彼はすぐに泣き止み、何事もなかったようにけろっとした表情をし、病室の一点をおとなしくじっとながめだした。このとき、私は彼の姿に赤ちゃんらしさを感じ、そして手術前に両親が語った抱っこ好きのAくんの話を思い出し、「あー、普段のAくんに戻った」と感じた。このとき私は、Aくんの痛みを、手術、環境の変化から痛みを推測する（思考する）のではなく、初めて自分の身体で感じることができた。そのあとは「ごめんね、ごめんね」と思うばかりで、私はしばらくAくんを抱っこし、ベッドに寝かせることができなかった。そうかAくんはこれまで「痛かったんだ」と感じた。今振り返れば、突然泣いたのだから、「何かあったのか？」と考えるはずであるが、そのときの私には、Aくんの泣き声は、痛みから解放された声のように聞こえていた。Aくんは、目を合わせることもせず、泣かずに、痛みを独りで感じていた、私は、その痛みに気づけずにいた。私は、Aくんの痛みがなくなったとき、彼のこれまでの痛みを知った。

その後、私はこの体験を、「泣かないからあまり痛くないのかもしれない」と考えてしまうために、手術後の乳児の痛みを気づけない看護師がいるのではないか、と思い事例研究にまとめたが、その過程はとても大変なものであった。私は、手術後、泣かなかった、目を合わせなかったAくんの姿が痛みの表現であったことを客観的に証明したかったが、乳児の痛みの表現として「目を合わせない」、「泣く」はあったが、「泣かない」と記した文献は見当たらなかった。事例研究をまとめるにあたって、指導をいただいた外科看護を専門としている研究者（指導講師）も、母親から、手術後泣いていない自分の子どもを見て「あまり痛くないいんですか？」と聞かれた経験を何度もしていたことを教えてくれた。しかし、看護研究としてはこれまで報告されていないため、痛みのために泣かなかったAくんを客観的に証明するためには、生理学的に「泣けない」状態ではなかったことを証明するしかないということだった。

そこで私は、手術後のAくんの意識レベル、低血糖や電解質異常などといった血液データに問題がなかったことを根拠とし、Aくんが生理学的に泣けなかった状態ではなく、痛みのため泣かなかったとまとめた。しかし、この事例研究を発表すると、聞いていた看護師から「泣かなかったのだから痛くなかったんじゃないか」と意見を述べられ、私は手術後のAくんの痛みがどうしてわかってもらえないのかと大泣きをしてしまった。その後も、私は懲りずにAくんの話を友人にしたが、それはあなたの主観と言われるばかりで、とても悲しい思いをした。私はAくんの痛み、子どもたちの痛みをみんなにわかってもらいたい、それが証明されれば乳児に対しても積極的に鎮痛薬が使用されるのではと考え、看護大学大学院研究科に進学した。そこで、佐藤登美教授と身体論のゼミに出会い、私とAくんの体験、特に痛みについて、これまでの考えを多く改めさせられたので述べてみたい。

2　身体は痛みを話している

Aくんの母親は、手術翌日の初めての面会時に「痛くないのかな?」と私に話したが、その後は、彼の傍に寄り添い、Aくんが目を合わせるときは、〝んっ〟という表情で話しかけ、その時々の彼の表情、動作に合わせていた。母親は泣いていないAくんを見て、最初こそ不思議に思ったのかもしれないが、いつもと違うAくんの様子(Aくんの身体)から彼の痛みの声を聞いていたのかもしれない。

私が、突然泣いたときのAくんから、彼の痛みを感じたように…。このことは、『精神としての身体』を読みすすめていくなかで、実感できた。例えば市川は、次のように述べている。「われわれに具体的にあらわれる対象化された他者の身体（他者の対他身体）は、つねに表情的であり、なにほどかの主観性をおびている」(1)。

身体論を学ぶ以前の私は、客観的な評価（生理学的な評価）を重視し、主観は根拠のないものとして扱ってきたが、身体論を学ぶ過程で、その主観に分類してしまっていた私自身の身体の声を、多くの人に聞いてもらってきたことに気づいた。私が子どもの頃、朝起きると、母親から「あんた今日、調子悪いんじゃないの」と言われ、熱を測ると微熱があった。母親や学校の先生は私の何らかのしぐさを見ては、いつもより元気がないねと言っていた。勤務中、体調が悪いながらも言い出せなかったとき、いくら元気よく見せようとしても、同僚から「今日、何だか顔色悪いよ」と、心配されてきたことなどを思い出した。私たちの身体は、言葉以上に、痛みや苦痛などを話している。母親には聞こえてきたAくんの痛みの声が、私に聞こえてこなかったのは、私がAくんの身体を客観的身体として見ていたからだと思う。私は手術後のAくんの身体を、母親より隅々まで見ていたはずであるが、それは手術後の身体を物体のように、「創部良し、ドレーンの排出液良し、バイタル良し…」と部分的に繋ぎ合わせるようにして、全体を見ていただけで、Aくんを見ていたのではなかった。身体を細分化してみることに慣れてきてしまった私には、Aくんの身体の声は遠かったはずである。

3 身体の痛みの声は、人と人との関わりを通して聞こえてくる

Aくんの痛みの声は、私には聞こえず、両親には届いていた。

このように考えると、患者の身体の声は、看護師より、同じ病室で過ごす他の患者が聞いていることが多いというのも納得がいく。私の父親が二人部屋に入院したとき、先に入院していた五〇歳代の男性患者Bさんが、悪性腫瘍のため何クールかの化学療法を受けていた。化学療法を受けると、治療終了後から数日は体調がすぐれず、徐々に普段の体調に近づいていくことが多い。ある日、私がBさんの体調に気づかず、声をかけようとすると、父親は首を横に振り「調子が悪いから…」と小声で教えてくれた。私の父親は、同じ病室でBさんと日常生活を過ごし、そのなかでBさんの辛さや苦痛を感じ、Bさんのわずかな振る舞いや息遣《いきづか》いからも、その日の身体の声を聞けるようになっていったのではないだろうか。市川は「単に知識として知っても、対象に対する感応や同調をともなわないときには『知った』と感じられない。ましてその対象がわれわれ自身である場合には、単に『知る』ことと真に『知る』ことへのへだたりは一層明瞭になる」(2)と述べている。手術後のAくんの様子がおかしいことに気づきながらも、私にはそれが痛みの声に聞こえなかったのは、Aくんに対する感応が伴っていなかったのだと思う。

私は、市川の「知る」という記述を、何度も読み返した。この記述は、現在の多くの看護師が「知った」と感じられない原因を言い表しているようで怖かった。現在、私たち看護師は、患者の痛みを知ったり、客観的に痛みを判断したりするために、フェイススケールなどを用いている。これは、患者に現在の痛みを〇～一〇の数字で答えてもらい、この数字をもとに、緩和治療を行う。しかし、この数

字は本当に患者の痛みを表しているのだろうか？　患者に、痛みを自由に表現させることを拒んでいることになっているのではないか？　私たちは、この数字から、患者の痛みを知ったと感じているのだろうか？「知った」と感じることができない看護師が、本当に痛みの緩和ができるのだろうか？　いろいろな疑問が浮かんだ後、私自身が、患者の痛みの声を聞くことができなかったから、ただ、痛みがあることを推測して、患者の痛みを知りたがっていたのだと気づいた。Aくんの両親も、私の父親も、痛みを知りたがったのではない。その人との関わりのなかから、痛みに気づいていたのだ。佐藤も、対人関係の相互作用は、二人以上の人が互いに働きかけ合い、相手の内面的な気持ちを感じ、これに反応し合うことを指し、その特徴は、「個人を中心にして相手となる個人（数人）との直接的な接触を通じ、通い合うものをよりどころに発展し相互に置かれている状況や相手を理解することにある」(3)と述べている。

私は、Aくんを受け持った日から、手術後の痛みの緩和について関心をもち、情報収集のため、両親とばかり面談をした。Aくんと遊ぶことはほとんどなく、Aくんの寝息、しぐさ、抱っこしたときのからだの柔らかさも知らなかった。私が、手術前からAくんと遊んで、彼にじかに接して仲良くなっていたら、Aくんの痛みの声が、わずかであるかもしれないが、聞こえたかもしれなかった。

4　痛みを緩和する同調・身体の温もり

Aくんは、身体に多くのチューブが挿入され、腹部と肛門に創部があったが、手術後一度も鎮痛薬を使用せずに退院した。今になって思い起こすと、手術からの帰室後、父親は眠っているAくんの額にキスをし、母親は、手術後、毎日変化していく彼のしぐさに同調して（同じしぐさをしていた）身体に触れ続けていた。Aくんが自分の手をじっと眺めているときは、母親は無関心を装うように雑誌を読んでいた。市川は「同型的な同調が完全に内面化されると、相補的ないし応答的な同調が可能になる。相手の行動や仕草や表情に同型的に感応し、同調するばかりではなく、それらに応えるという仕方で相補的に同調する。したがって顕在的な相補的同調は、潜在的なレヴェルでの同型的同調を前提としており、それと円環をなすことによって、より深いレヴェルの同調に達する可能性を秘めている」[4]と述べている。この言葉を手がかりに考えると、Aくんの両親は、自然とAくんと同じしぐさをし、応答していくことで、Aくんの痛みを聞きながら、Aくんの痛みを緩和させていたのではないだろうか。

多くの母親は、子どもの泣き声を聞くと、子どもと同じ表情をしながら「どうしたの？」と抱き寄せ、身体をゆすり、ぽんぽんとからだをやさしくたたく。子どもは母親に抱きしめられ、触れられ、母親の顔を見ながら泣き止んでいく。私たちのこのような体験（苦痛の緩和）を、身体は、大きくなっても覚えているのかもしれない。入院中の子どもたちは、淋しいとき、痛いときも、布団に包《くる》まって身体を丸くしている。これらは、自分のからだの体温を感じ（母親の体温を感じるように）安心を得ようとしているしぐさに見える。そんなとき、看護師は声もかけず、そっと見守っている。多くの看護師は、患者と同じ表情をしながら、患者の訴えを聞いたり、患者の痛いところをさすったり、相手の痛みに応じて、握っている手を緩めたり、強めたりしている。それだけで、患者が「ほっとした、楽になった、気持ちよくなった」と言う声を、看護師は聞いてきた。現在は、痛みの原因の追究（多くの検査）、薬物による痛みのコントロールが進歩してきている。しかし、看護師は、自分の身体がこれまで経験してきた痛みの緩和について振り返り、今、患者が感じている痛みに、同調し応答することで、今抱えている患者の痛みをいくらか緩和できるのではないかと考える。

身体論を学んで、一番うれしかったことは、私の甥の小学5年生のまこと（仮名）の世界を、少しだけのぞけたことである。まことは自閉症で、小さい頃から問題行動が多く、パニックを起こしていた。両親と私は、まことを自分たちの世界に入れようと必死になっていた。なぜ、私たちの言うことがわからないのか？　普通にするためには（適切な言葉ではないことはわかっているが）とばかり考えていた。身体論を学んでからは、まことがパニックを起こしても、今、まことは何を経験しているのかと思うと、不思議と苛立ちがなくなり、「わからなくてごめん」という気持ちになってしまう。ときどき、パニックの原因がつかめ、原因を排除したとき、まことが、にやっと笑う。原因はいつもたいしたことではない。病院へ行く時間が少し遅れているとか、おもちゃの順番が違うとか…。しかし、逆に考えると、なぜ、私たちはそのことを許すことができるのか、とも考えてしまう。

また、まことは骨折したとき「痛い」とは言わなかった。まことの両親は、まことが小さい頃から「まことは痛いって言えないから、かわいそう」と何度も言っていた。しかし、虫歯のときも、骨折したときも、すぐに何か変だと気づいて病院を受診していた。それくらいはわかることなのではないかと思うかもしれないが、保育園の先生、医師は気づかなかった。このように、身体的な関わりを通して、私たちは無意識のうちに、お互いに応答しつづけ語りかけ合っていることを、まことからも学んだ。今は、身体論を学びながら、まことと自分たちの世界（経験）を比較しながら楽しんでいる。

＜引用文献＞

(1) 市川浩：精神としての身体（講談社学術文庫）、講談社、東京、二〇〇二、一〇五頁.
(2) 前掲書(1)、一八四頁.
(3) 佐藤登美：看護学入門、メヂカルフレンド社、東京、二〇〇〇、一七–一八頁.
(4) 前掲書(1)、一八一–一八二頁.

六・〝居づらさ〟の経験

鈴木　聡美

　看護という仕事は、患者のそばに居なくては始まらない。体温を測る、採血をする、吸引をする、清拭をする、などなど。その営みには必ず患者として私の眼の前に居る誰かと、看護師としてその人の前に居る私が登場する。普段は意識することはまったくなく、自分がやるべき処置や相手との関わりを行っているのだが、時として〝居る〟ということに関して深く考えさせられる場面に出会うことがある。

Ⅰ　居るのに居ない

　患者のそばに居ながらにして居なかったことがある。おかしな言い方だが、実際にそのような感覚を臨床で抱いたことがある。

　それは看護師として就職して一年か二年が過ぎた冬の一時期であった。その病棟での業務は一通り慣れて、あまり苦もなくこなせるようになっていたころである。私はなぜか眼の前にいる患者が〝人〟に見えなくなっていた。得体の知れないモノのような何かに日々接している感覚をもったのである。業務的には何の問題もなく働いていた。毎日手術室に患者を送り迎えし、術後の患者にはバイタルサインを測定し、必要な処置を実施した。患者が痛いといえば、どこが痛むのか、どうするのかを患者と相談し、痛み止めの注射を打ったり、時には痛む腰をさすったりもしていたと思う。日常としてはこれまでとなんら変わりなく、患者のもとにおもむき、そのそばで会話をしたり、看護行為を行っていたのである。しかし私の感覚的にはこれまでと大きく違う日々であった。今振り返って思うに、患者の痛みやつらさを眼にし、耳にして感じ、その痛みが自分に入ってきてしまうことや、またあるいは、自分が彼らに対して抱く負の感情を拒み、その場に身を置くことを放棄していたのかもしれない。この私の不思議な感覚は数週間から一カ月ほど続いたと思う。その間、患者を人としてそこに居ると感じることのできなかった私もまた、人としての感情や感覚を外に追いやり、その場に居ることをしていなかったのではないかと考える。

2　居づらいけど居る

しかし一方で、自分がまさにその場に〝居る〟ということを思い知らされるような場面に出くわすことがある。その場に〝居づらさ〟を感じるような経験はその一つといえるだろう。〝居づらさ〟は文字通り、その場に自分が居ることを困難に感じるような経験である。看護師として働いた経験のある人、いや人との関わりのなかで生活をしている人ならばこのような経験は少なからず思い浮かべることのできる感覚なのではないだろうか。時にそれは漠然としたかたちでぼんやりと想起されることでもあり、時には強烈な印象を自分に残すような経験でもある。私はこの〝居づらさ〟の経験がどのようなものなのか、深く探求してみたいと思い、臨床看護師へインタビューを行った。彼女たちの話から〝居づらさ〟の経験を紐解いていくうちに、この経験はただ単に嫌な経験、困った経験にとどまらず、そこには興味深い意味が隠されているように思えてきた。

3　〝居づらさ〟の経験をさぐる―臨床看護師へのインタビューから

［自分の姿が浮き立ってくる］

看護師たちの話から、〝居づらさ〟の場面では、自分の姿が浮き立ってくるような経験をしていることがわかった。彼女たちの多くが話してくれたものが、〝視線〟についての経験である。例えば、ある看護師は〝居づらさ〟の場面で彼女が感じた〝視線〟について、次のように話してくれた。

なんとなくその眼とかが、じゃ、おなかが張ってるなら張ってるとかね、言ったとしますよね、私のほうへ。だけどあんたなんとかしてくれるの？　っていうような感じの眼だった、それは私が感じたんであってね、本人はそう思ってなかったのかもしれないけど、今ね、こう、いろいろ、こうなんだああなんだってことを言ったからといって、解決してくれるの？　っていう感じの、じーみたいだったんですよ。解決してくれないなら言ったってしょうがないじゃん、みたいな、なんでそんなおんなじことを何回も、毎回毎回聞くの？　っていう感じに、受け取れたんです。

（A看護師）

ここでは何も言葉はなくとも、視線によって「何でそんなこと聞くの？」、「お願い何とかして」などという意味をもって語られるような経験がなされていた。さらにこの視線は相手が自分の視界に入っていないときでも、「なんとなく見られてるというのは感じる」というふうに経験されることもあった。このことは、視線を感じる看護師は物理的に相手が自分のほうに眼を向けているか否かにかかわらず、その看護師自身が相手の存在を意識し、さらに見られている自分を意識しているというように考えることができる。相手を意識し、それによって自分を意識した看護師はまるで自分が感じている視線によって見ているように自分の姿を眺め、その行動もぎこちなく窮屈なように感じられている。いつもと同じことをしていても、視線を感じることで違和感のある自分自身を感じており、市川の言葉を借りると「他人に見られている私は、私でありながら私自身が疎外され、私の自由にならないものになっている。それどころか逆に私自身を支配しさえする」(1)ような経験といえるだろう。

また、〝視線〟と同様に多く話された経験が、〝構え〟についてのものだった。例えば、ある看護師は次のような表現で、構えについて話してくれた。

けっこう私の想像するのは、人が多い。家族がバーっといたりする。で、その家族が、あんまり笑ってなかったりする。で、患者さんが苦しそうな顔をしている。で、もう状態は厳しいと、みんなに話がはいっている､っていうお部屋なんかは､すごーく重たくって､じめーっとしていて、で、そこで私が入ることによって、空気が変わる、変わらないだろうな、変わらないんだけど、その空気のなかに自分が入ってくときってどんな、自分が空気感もって入っていくのが一番自然なのかなとか、もしかしたら考えなくていいようなことを考えて入ったりする。

（B看護師）

そのほか、「自分の色を変えて入る」、「気持ちが張っている」、「気構えて」などと看護師に表現されていたこの構えは、いずれもただ構えをもっているということだけでなく、それを意識しているという点で特徴的である。日常的にはこれらの構えは看護業務のなかで意識されることは少ないが、〝居づらさ〟の経験においては、自分に構えがあり、それを意識せざるをえないようなその場での居かたが要求されているというふうにも考えることができる。

以上のように患者との関わりのなかで自分の姿が浮き立ってくるような経験は、自分がどのようにしてその場に居るのかを意識することを関わりのなかから要求され、それに縛られているようなものであるともいえるだろう。しかし、市川は「心理的にも生理的にも自己自身の身のあり方を変えることによって、（世界の現実的構造をではなく）世界の意味を象徴的に変形するという情動的・魔術的解決が可能になります」(2)と述べている。看護師は現実の場の状況は変わらなくとも、別の角度からその場に居る意味を見出すことで、その場に居続けることができるように自らの居かたをかえるということをしている。〝居づらさ〟の経験のように自分の居かたを意識するということは、自らがその場に居られるための根拠となる意味を見出すきっかけとなりうる経験なのではないだろうか。

[距離感覚の取り戻し]

インタビューにおいて、ある看護師は、長くプライマリーナースとして関わってきた患者の看取りの場面で、「家族と同じ気持ち」になりながらも「家族だけにしてあげたほうがいいのかな」、その場に自分が「居ていいのかな」という思いをもち、患者のもとで〝居づらさ〟を経験していた。木村によると、対人関係において完全な身内でもなく、まったく無関係な他者でもないという中間的な対人状況は、自分と相手との関係あるいは心理的距離を、さまざまな程度に意識せざるを得ない状況である[(3)]。看護師が患者や家族と関わる際には、患者と長く付き合い、相手のことをよく知り、患者や家族の苦しみがまるで自分に入ってくるように経験していたとしても、そこでは看護師である限りその職務の意識は取り去られることはなく、その限りにおいて看護師は絶対的に完全な身内とはなりえない。それゆえ前述のような看護師の経験がされると思われる。また初めて会う人にしても看護者として病院内で患者としての相手に会う場合には、その相手となんらかの対人関係をとることが要求される。このことを考えると、臨床の看護場面は木村のいうような中間的な対人状況によって成り立つことが多いと考えることができ、そこでは相手との関係や心理的距離を意識せざるを得ないということになる。

しかし、看護師は日々多忙な業務を抱えながら、多くの患者と関わらなくてはいけない職業である。このような状況のなかでは、一つひとつの関わりでの相手との関係や距離感覚を意識して振り返ることは難しく、業務として流れてしまいがちだろう。そのような臨床現場において、〝居づらさ〟の場面では、看護師は普段は意識しづらい距離感覚を経験しているようだった。ここでいう距離とは、相手とまるで同化してしまうような近さを経験するものも、自分と相手との気持ちがどうしようもなく隔たってしまっているような経験も含む。どちらにしても普段は意識しづらい、相手との間にある距離感覚のようなもの取り戻すことが〝居づらさ〟の経験ではなされており、木村の「相手との間を意識することは自己の主体性を発現する」[(3)]という言葉とあわせて考えると、〝居づらさ〟の経験とは看護師が自らの看護を振り返り、主体性を発現させながら相手と関わることへの契機となりうる経験だと考えることができるだろう。

4　あらためて〝居る〟ことを考える

これまで書いてきた、〝居づらさ〟の場面での〔自分の姿が浮き立つ〕〔距離感覚の取り戻し〕いずれをとっても、看護師自身がその場に〝居る〟ことを自覚せざるを得ない経験であるといえるだろう。

インタビューで看護師の方々が話してくれた〝居づらさ〟の経験の場面では、彼女たちはもちろん、ただその場に居ること自体を目的としているわけではなく、検温や日常生活援助など、明確に目的を示せるような行為をするために、彼女たちはその場に居たのである。しかし、その明確な目的をもった行為そのものは問題なく遂行できているのにもかかわらず、〝居づらさ〟を経験し、その場に居ることを苦痛に思ってしまう経験をしているということは、逆説的に考えると、明確な目的をもつ看護行為の遂行だけが、看護師にとってその場に居られる理由のすべてではないことを示しているのではないだろうか。すなわち、ある行為を遂行し、その行為自体の目的が達成されることだけが看護場面における看護師の存在意義ではなく、目的をもつ明確な行為にすでに内包されているであろう、看護師が患者のもとに〝居る〟こと自体が意味をもつというように考えることはできないだろうか。

医療の現場は高度化、専門化しているとよくいわれている。看護師もまた専門性を求めて学ぶ人も増えてきた。業務もさぞかし忙しいことだろう。しかしたくさんの知識や技術に埋もれて、ふと、「看護とは何なのだろう」と、答えの出ない問いが浮かんでくるようなことがある。最新の医療機器を取り扱い、看護技術を駆使しながら患者のケアをするという、可視的な看護行為だけを自分の看護師としての存在理由とすることに、私はなぜかむなしさを感じてしまう。そんな日々のなかでこそ、〝居づらさ〟のような経験を契機に立ち止まって考えてみたいと私は思う。そして、自分がいかにしてその場に居るのかに目を向けてみたい。きっとそこでは普段は意識しない、自分のその場での〝居かた〟を垣間見ることができるだろう。そしてそのようななかでこそ、看護の場ならではの私の存在理由を見つけられるような気がするのである。

＜引用文献＞
(1)　市川浩：〈身〉の構造―身体論を超えて（講談社学術文庫）、講談社、東京、一九九三、三一頁．
(2)　前掲書(1)、五〇頁．
(3)　木村敏：関係としての自己、みすず書房、東京、二〇〇五、三〇頁．

七・食べること

和久　紀子

看護は、人が生きていくのを支えるものであり、食の援助というものも、その一環であるといわれる。私自身がもともと食べることが好きなこともあるだろうが、臨床のなかで食を意識させられ、食に関わることは少なくなかったように思う。私にとって印象深いものの多くは、世にいうターミナル期の患者との関わりのなかで起きたものだった。ここでは、身体論を学び、関わりを振り返るなかで、食と生についてより深く考えさせられたAさんとのことを記述していこうと思う。

Ⅰ　Aさんのプロフィール

Aさんは六〇歳代の比較的小柄なやせ型の女性で、知的障害があった。亡くなる一年ほど前、異変を感じた家族がAさんを受診させ眼球がんと診断されたが、すでに治療ができない状態だった。家族はAさんが自然のまま時を過ごすことを希望し、延命に繋がることは何もしないという決断をした。

私が出会った頃のAさんは、患部からの滲出液があり、一日何回かガーゼ交換などが必要だった。Aさんはとても素直で、子どものような人だった。そして、とにかく食べることが大好きだった。食事の声がかかると途端にAさんの目は輝き、準備しているスタッフのほうをベッドの上から食い入るように見、いざテーブルに食事が準備されるや否や大きなスプーンで周囲にこぼしながらも幸せそうに次々と口に入れ、あっというまに平らげていた。その生気に溢れ、幸せそうな姿は、見ている者にもどこか幸せを感じさせるものだった。

だが、Aさんがいくら食べてもやせていくことは止められなかった。そして、顔は日々がんに侵食されていった。そんなAさんの病状の進行に応じ、安全に食べ続けられるように創意工夫が重ねられた。だが、Aさんの口腔内も時間とともにがんに侵食され、ついに上顎と鼻腔に瘻孔ができた。そのため、何を食べても、わずか数ミリのズレで咀嚼中に鼻腔のほうに食べ物が入り込み、時間の経過とともにそれが気道に上がって、まるでうがいをしているような状態になった。その状態を目の当たりにし、経口摂取は限界だろうと誰もが思った。そして、食事の停止が決定された。

2 Aさんとの関わり

(1) 食事停止に伴う互いの苦痛

私はAさんの食べる様子を思い浮かべながら、食事停止の話をAさんはどのように聞くのだろうかと考え、重い気分になった。ところが伝え聞いたAさんの反応はにわかには信じられないほど落ち着いたものだった。実際にいざ食事が止まっても、Aさんからそのことについて何かいってくることもなかった。だが、それにも関わらず、食事が止められたAさんの部屋にいくことは、異常なほど私の心身を消耗させた。

食事が止まっても、Aさんの創処置が何も変わるわけではない。私はAさんの部屋に入ると、Aさんに挨拶をし、これまで通りに処置の準備を始めた。ふと、視線を感じAさんのほうをチラッと見ると、ベッドで横になったまま私のほうを大きな目でジーッと見上げ、口からは涎が流れている姿が見えた。その瞬間、反射的に私は目線を逸らせていた。私には、その姿が食べ物を食べられるのではないかというAさんの純粋な期待を言葉以上に表しているように思えたのだ。食事停止を決めた医療者という側にあり、何も食べさせられない自分にとって、その様子を見ることは責められる以上に辛く、私はAさんからできるだけ目線を外し続けた。だが、そうすることで反対に私の意識はAさんに集中していったように思う。そして、Aさんの食べている姿などが次々と思い出され、食べることがAさんにとって生きるうえでどれほど大切なのかを改めて感じていった。食事停止は命を直接縮める危険を回避するために決められたことであったが、その判断自体が結局医療者本位のものではないかと感じずにはいられなかった。そして食事を止めることは、他の何よりAさんの生を止める行為なのではないか、と強く感じた。食事停止の正当性を論理的に自分に説明し、これらの考えを打ち消そうとしても無駄だった。私はAさんに対して申し訳ない気持ちを抱くとともに、食べ物を食べさせることのできない自分をとても非情な人間だと強く感じていった。

これらの感覚にとらわれながら、何ごともないような顔で作業を続けることはあまりに辛く、私は何とか自分を整えようと、Aさんの視線から逃げるようにカーテンの陰に入った。だが、隠れることでいっそうAさんの存在を強く感じ、ベッドにいるはずのAさんがまるで自分のすぐ後ろまで追ってきているような感じがした。何か声をかけながら動いたりしてみたが、状況は変わらないどころか、どこかちぐはぐで、あたかも自分が独り芝居を演じているように感じられた。そして、自分の内面までもが曝されているかのように感じた。自分にまとわりついた感覚を振り払おうとすればするほど、自分の期待とは反対に追い詰められていった。徐々に私は何も言えなくなり、最後は所定のことを行うことがやっとという状態になった。

何とか所定のことを終え、部屋の外に出て初めて私はほっとした。だが、部屋の外に出ても実際には染み付いてはいない部屋の臭いが自分に染み付き、Aさんの視線がまとわりついているような感じがした。訪室ごとに繰り返されるその感覚に私も消耗した。

関係者間で再度話し合った結果、幸いにも、止まっていた食事はまもなく再開になった。その理由は、Aさんがターミナル期にあったことや、基本的に点滴などを行わない方針である以上、食べないことは死に繋がるから、ということだった。しかし、それ以上に、食べることが生きることであるかのようなAさんにとって、食べられないという事実が何よりも辛く、耐えがたいことであったということが大きかったように思う。

(2) 生と死が隣り合わせの食事介助

Aさんに対する食事介助は、口腔内に落とす角度や数ミリの場所の違いで直接気管に流し込んでしまう危険性が付きまとうものだった。その頃のAさんの状況に合わせ、食形態だけでなく、スプーンもAさん本来の大きなスプーンではなく、小さなティースプーンに変わった。

Aさんの、口と鼻が繋がってしまったことを実感させるように、小さなスプーンを口に入れるたび、スプーンの先が骨にコツンと当たった。最初にその感触を感じたときには「え？」と何が起こったのか一瞬わからなかった。今思えば、生きている人の骨に触れたことに驚きと本能的な恐怖を感じたのだろう。そして何より自分の食事介助によって気管に直接食べ物を入れ、Aさんの生命を縮める可能性もあることを改めて実感し、その責任の重さにスプーンを持つ手が震えそうになった。「このスプーンに人の命を預かっている」と思うと、たとえようもなく怖かった。しかし、何より食べることが生きることと深く絡み合っているAさんの食事介助を、恐怖に捕らわれて投げ出すことはできなかった。やるしかない、と思った。私はスプーンを両手で持った後、もう一度スプーンを利き手に持ち直した。

この頃のAさんは、顔の状態から視野も狭く視界もぼやけていたのではないかと思う。だが、そのようななかでもAさんはスタッフがお皿から食べ物をすくっている動作から目を離さず、すべてをジーッと目で追ってきた。その視線に押されるように、私はスプーンで食べ物をすくった。Aさんは私がスプーンでものをすくうと同時に、私の行動を先取りしているかのように半開きの状態から大きく口を開き、食べ物が口の中に入るのを待っていた。私はスプーンの先に集中し、Aさんの口に慎重に食べ物を入れ、スプーンを抜いた。それと同時にAさんは口を閉じ、食べ物を飲み込んでいった。

私は、ときどき「ゆっくり」とAさんに声をかけながら一口一口慎重に口に入れていったが、いつのまにかAさんの様子に後押しされるように食事介助はすすんでいった。そして、時間が経つにつれお互いのペースがつかめてきたのか、それはより自然な形で行われていった。私がAさんのペースに合わせているのか、反対にAさんが私のペースに合わせているのかわからない状態だった。Aさんは、私が予定より少しでも遅れると、視線だけでなくひな鳥が食べるときのように大きく口を開けて催促してきたが、そのことが互いの焦りや違和感を引き起こすことはなかった。本当に食べているときのAさんは目が輝きとても幸せそうだった。私もそんなAさんの様子を見ながら、食事が進むにつれて緊張感のなかにも、どことなしかうれしさや楽しさを感じていった。

3 関わりからみえたこと

私は身体論を学び、関わりを振り返ることで、Aさんの食べている姿は、生きている姿そのものだったと改めて感じ、食べることはあらゆる次元で当人の生きることに繋がっているのだと実感した。それは身体・心理・社会面などに分けて概念として表現すると、生命維持、個人や家族の歴史や文化、交流、楽しみなどである。このことは食のさまざまな側面でいわれることも多く、以前から耳にしていたことでもあった。だが、市川が『精神としての身体』で述べているように「単に知識として知っていても、対象にたいする感応や同調をともなわないときには、『知った』と感じられない」(1)。食べることがその人にとってどういうことなのか…その奥深さや広さは、実際にその場に身を置き、さらにそのときの感覚を振り返るなかで初めて身に染み入るようにわかったことだった。

＜引用文献＞

(1) 市川浩：精神としての身体、勁草書房、東京、一九八三、一〇八-一〇九頁.

八・呼吸にケアする身体

大石　朋子

一　呼吸に対する〝ケア〟と看護師の役割

ある調べ物をしていたときに、偶然に平成一五年の厚生労働省の報告書[1]に関する記事とそれに対するコメントを目にした。私はその記事に釘付けとなった。調べ物に必要な文献ではなかったにも関わらず、どうしても目を離すことができなかった。「看護師等によるALS患者の在宅療養支援に関する分科会」は二〇〇六年六月に報告書としてまとめられ、「家族以外のものによる実施についても当面の措置としてやむを得ない」といった現段階での一つの結論が導き出された[2]という内容のものであった。侵襲を伴う看護援助である静脈注射と同じくらい吸引に関して、注目していた私にとって、厚生労働省がどのような結論を導き出すのか。それはとても衝撃的な結論となった。

呼吸を助ける援助として、看護師はいくつかの看護技術を持ち合わせている。それは、気道内の加湿、酸素吸入、吸引、体位ドレナージなどのさまざまな技術である。酸素を取り入れ、二酸化炭素を排出するという呼吸器の本来の機能が果たされるように、それらの看護技術を駆使している。単純にその手技を行っているのではなく、苦痛をできるだけ最小限に抑え、危険回避するために観察をしながら実践している。吸引はそのなかの援助のひとつであるが、特に侵襲性が高いため、基礎教育課程においても、臨床現場においても細心の注意を払って行っている。

また、看護師の業務は、保健師助産師看護師法により規定され、看護師は「傷病者若しくはじょく婦に対する療養上の世話又は診療の補助」の業務を独占している。しかし、今回のように、非医療者の吸引を一時的にでも認めてしまうことにより、将来的には他の技術についても同じように検討がなされるような事態を招き、看護師の業務範囲が徐々に縮小され、看護師の存在意義は脅かされることになってしまうのではないかと危惧せずにはいられなかった。ALS患者の在宅療養支援の一環として、当面のやむを得ない措置ではあるとしても医療職以外の者による吸引を認めることは、看護師にとって本当にそれでよかったのだろうか。その危機感により、看護するための道具である自分の技術を失うような感覚があった。

身体論学習会での出来事は、看護をしてきた私にとって新しい見方を与えた。この学習会は、前述したような吸引についての法律や政策、その技術の手技について、学びを深めるものではない。そして、それらに対する問題解決をするための方策がここで議論されるわけでもない。しばしば佐藤登美先生も、身体論は、「からだ」についてのひとつの考え方であり、実践の場で何か生じている問題を直接的に解決する対策を練るといった、問題解決的な行動をとるためのものではないと学習会の冒頭で述べている。しかし、これまでに疑問や不安を感じていた「吸引」という看護技術を、身体論を手がかりとして振り返ることにより、私の凝り固まっていた価値観が、ひとつの違った考え方に導かれたように思っている。そこで、〝ケア〟としての吸引とは何か、それは患者に対してどのような呼吸への援助なのかという私の疑問を、自分自身の臨床での体験を踏まえて、まとめてみたいと思う。

2　吸引する指とその感覚

手術後や人工呼吸器を装着していたり、肺炎や慢性心不全の急性増悪期にある患者さんにとって、吸引をはじめとする「呼吸を整える看護技術」は必要な援助となる。また、そのような状態にある患者さんの意識レベルは、清明であったり、昏睡状態であったりと、一定であることは少ない。したがって、新人看護師として病院に勤務し、吸引を一人で実施するようになった当初は、先にあげたようなさまざまな状態の患者さんに合わせて吸引を行うことがとても難しかった。吸引について書かれているテキストを参考にして、吸引の適応や留意点、吸引器の構造と使用方法、必要物品、実施手順と観察項目などを頭に入れ、その手順と吸引圧、吸引時間などに注意を払いながら実施するのが精一杯な状態であった。事前に教科書やマニュアルを見て、自分なりにその患者さんに合った方法を考えて吸引を実施したとしても、先輩看護師たちのようにスムーズには行えない。それどころか、時間がかかる割には痰を引き残したり、速やかに行えないことにより、必要以上に苦痛を与えてしまったということもあった。

これはどのようなことが起きていたのだろうか。就職したばかりの頃と、ベテランと言われるようになった頃を比較しながら、吸引するときの身体感覚についてここで検討する。

初めて吸引をしたのは、就職してからであった。テキストを見たり、授業で聞いたりすることはあったが、吸引器に触れること自体はこれまでなかった。そういった状況からの出発であり、技術というにはほど遠く恐る恐る吸引を行っていた。吸引をするときには、吸引器の圧を確認するメモリや、チューブを回転させること、チューブを押し引きすることに神経を集中させ、吸引中に患者の表情を観察するどころか、よそ見することなど到底できる余裕はなかった。

その当時の吸引しているときについて振り返ってみると、自分自身に意識されている身体感覚は、ぎこちなく連続的なものではなかったと言える。それは、私がつかんでいるものは、硬く、つかみ心地の悪い、一本のチューブという感覚でしかないと同時に、吸引をしているときの自分の意識は、チューブをつかんでいる指先の皮膚までであり、そこから広がりがなく、指の表面に感じている感覚が限界であり外界との境界となっている。そして、チューブを持ったり、患者さんの鼻に入れたりする行為の一つひとつも分断されていた。また、痰を吸引する瞬間の捉えには、肺胞が炎症し、分泌物が増加し、肺胞、気管支に痰が張り付いている断片的な映像がわずかながら浮かんでいるような状態だった。

ベテランと言われる頃になってくると、毎回テキストを確認する必要がなくなっている。吸引するときには、自然と患者さんの呼吸のリズム、表情や動作も目に入ってくるようになる。スムーズに挿入するために、呼吸のリズムや唾液の嚥下をみながら行っているから、例えばチューブの動きだけを見ているということはない。そして、気持ちにもゆとりがあり、自分自身の感覚を一カ所に集中させることはない。一カ所に集中させないからといって、注意が散漫になるということはなく、患者さんのそのときの痰の状態を読み取りながら、確実に吸引する。吸引するときの自分の指の皮膚の感覚を比較してみると、就職したばかりの頃に意識された感覚は、あくまでも表面的で、硬いチューブとしての感覚を意識できるかできないかの状態であった。しかし、ベテランと言われる頃になると、その感覚は、硬いチューブだけにとどまっていないように思う。その私の指によりチューブは気管に送り出され、指を動かすことにより気管や気管支に張り付いていた分泌物を吸い上げることができる。吸引をするたびに、自分の五感をできるだけフルに活用させ、チューブを持つ親指、人差し指、中指といった指先から伝わる感触から、鼻腔が狭くなっていることや気管支まで行かずチューブが咽頭でとぐろを巻いてしまっていることがわかる。視野は限定された指先から次第に、患者の舌の動き、口唇色、表情、胸郭の動き、身体の力みなどに広がっていく。また、指先の感覚も、チューブをつかむ感覚から、振動や抵抗を通して、粘度がある分泌物、粘膜、鼻腔の軟骨、舌の違いがわかるようになる。

吸引を実施するという経験を積み重ねていくうちに、自分自身の感覚は、集中していた指先から開放され広がり、「指使い」と「老廃物である痰」という別々の区切られた局所的な物体から、連続したもの、つまり全体として機能している身体へと変化していく。そして、患者さんの身体、自分の身体は、それぞれの部分としての理解から、つながりある身体として捉えられるようになる。

勉強会に参加するようになる前には、自分自身の身体感覚をそれほど意識したことはなかった。どちらかというと、このように吸引できていた頃の私は、手技としてはベテランの域に到達していたかもしれないが、身体感覚は、新人の頃のままであったように思う。看護を行う自分の身体と看護技術という手技、患者それぞれを分けて、分節的に吸引という援助を理解していたのではないだろうか。身体論というひとつの考えにより、看護師としての自分自身の身体感覚を捉え直すと、ごく自然に皮膚の限界を超えて、患者の身体と交流をしているという感覚を確認することができる。

看護は、相手となる患者と相互関係をもつことにより成立する。それは、言葉、直接的に手を介して行うこともあれば、吸引などのように用具を介することもある。市川は、生きてはたらいている身体と他の生成構造との関係について「組み込み」という概念を使い次のように述べている。「(はたらきとしての身体は) さまざまな用具 (道具と器械を含めている) の組み込みによって、はたらきとしての機能構造が拡大される。身体が持っている可能的はたらきが、より拡大された形で現実化される。用具が組み込まれると、次第に用具が身体化される」(3)という。このように、用具に馴染むことにより、身体のはたらきの境界が拡大していくという現象は、多くの看護師が体験していることだろう。まさに、吸引という看護技術を体得することとは、吸引器具をはたらく身体に組み込み、身体化させることにある。そして、私たち看護師は、用具を介した吸引という看護技術により、本当であれば、触ることも知ることもできない患者の世界に関わることができているのかもしれない。しかし用具の身体化は、別のことも私たちに引き起こす。次に、用具の身体化についての具体的な患者さんとの関わりを例にあげて、考えてみたい。

3　柿沼さん (仮名) への吸引

ここで紹介する柿沼さんは、認知症のある高齢の患者さんであり、軽度の嚥下障害のための誤嚥性肺炎、発熱による脱水のために老人ホームから入院してきた。痰の粘稠度は高く、自己喀痰できないために、治療とケアを必要としている状態であった。しかし、柿沼さんは、発熱している割には食欲があり、食べられるようならと少量のキザミ食が夕食に出された。

食事介助をすることになっていた私がベッドサイドに行ったときには、夕食が床頭台にあり、ベッドはギャッチアップされ、食事のセッティングが済んでいた。今まさに食べようとしていた柿沼さんに、「喉に痰がからんでいるみたいなので、食事の前に痰を引きますよ」と声をかけ、すばやく吸引を実施しようとした。鼻腔にチューブを挿入しようとしたそのとき、柿沼さんの顔つきは一変した。目は見ひらき、顔を左右に激しく振り、チューブを噛み、そのまま歯を食いしばり引きちぎろうとした。それでも私は、「すぐに済むようにしますから」と自分では患者さんをなだめたつもりになり、さらに吸引をしようとすると、柿沼さんは手足を硬直させて力んだ直後に、私の吸引する手を内出血するほどの力でつねった。

　これは、入院して初めて柿沼さんに吸引した場面である。そのときの私は、柿沼さんがどのように老人ホームで暮らしていたのか、ほとんど知らずに吸引していた。私は、「痰がからんでいて、吸引が必要だから」と、一般的な説明をした後、柿沼さんに対して身構えることなく、おもむろに吸引を実施しようとしていた。しかし一方で、オーバーテーブルの上にはすでに食事が用意されており、患者の身体は、今まさに夕食を食べようとしていた。つまり柿沼さんは、痰がからんでいることをとりたてて気に留めるふうではなかったことから、看護師によって吸引されることになるとは全く考えが及んでいなかったことだろう。にもかかわらず、傍に寄ってきた看護師は、手袋をはめ手にチューブを持ち、自分の口元に向かってくるのである。その吸引する看護師に対してつかみかからんばかりの勢いになっていたのだ。そして、それを受けて私自身の身体は、柿沼さんによる予測をはるかに超えた吸引に対する抵抗に驚き、躊躇することとなった。

　患者さんに吸引するときには、覚えたその手技を忠実に行うことだけではまっとうできない。目の前にいる、患者さんの呼吸に同調しながら行うことがとても重要になる。呼吸のリズムに単に合わせるだけでは本当の意味で同調しているとはいえない。むしろ、そのときの私は、部分的、物質的に身体を捉えており、結果として吸引を苦痛なく行うという意味でうまく同調することができていない。吸引を確実に行うためには、柿沼さんの身構える身体全体を理解して同調する必要があったのではないかと思う。吸引すること自体に重きをおいてしまっているこの状態では、患者に寄り添った援助にはならないように思う。吸引器をはじめとする用具を自分のものにするために取り込もうとしていたにもかかわらず、知らず知らずのうちに用具の使用が中心となってしまい、用具に取り込まれていたのかもしれない。

看護師としての身構えに反省点はあるが、ここで切り口を変えて身体論の視点でさらに考えてみると、患者の所作や態度に対して、応答的に、役割的に同調し、とっさに身体が反応している場面と言い換えることができる。それは、個人個人が勝手に動き出しているわけではないということからみても、そこに間身体的同調が存在している。同調を物質的に目で見ることはできないが、患者と看護師の身体は、表面的ではなく確実に身体全体で交流していることを表している。お互いがお互いに影響し合い、関係し合っているということは、そこにケアは存在し得ることを表しているように思う。ただし、自分自身の経験からみても、看護師としてどのように同調しているのかということに鈍感になってしまうと、看護としての本来の同調を維持することができない。

柿沼さんは、入院後に抗生物質の点滴が投与されるものの、肺炎による症状がすぐには改善されず、度々吸引を必要とした。数日経つと、柿沼さんに反射に近いくらいの素早さでつねられてできた内出血や引っ掻かれてできた擦過傷のある看護師たちが数名出てきた。柿沼さんは、どの看護師に対しても、吸引のときは必ず素早く反応してつねるようになったため、吸引が必要なときには、看護師が二人がかりでなければ行えない状態となっていた。柿沼さんの抵抗が激しくなればなるほど、看護師たちは、柿沼さんに対して警戒し、抑制がなされるという悪循環が生じ、看護師が吸引しやすい環境が整えられることとなった。自分を語る言葉をもたない柿沼さんから、育ってきた環境や老人ホームでどのように暮らしてきたのか聞くことはできない。吸引するときの、反射とも思える反応は、長く年季が入っている身構えであり、柿沼さんの身体の振る舞いには、これまでの歴史が刻まれ染み込んでいるようであった。また、そこで繰り返される看護師による吸引は、一見すると事務的に、機械的に、苦しんでいることに無関心に業務として従順に遂行しているようにも見えた。

市川[3]は、用具の「組み込み」は、同時に身が用具の構造や論理に組み込まれる側面をもつために、「用具が主体となり身体が用具のシステムのうちに組み込まれる」[4]身体の疎外という現象の一つが起こり、「身体の用具化が進行すると、世界の存在が全て用具化してとらえられる。つまり、用具の連鎖として世界をとらえるということになる」[5]と述べている。私たちは、吸引の用具を自分の身に組み込み身体化すると同時に、その用具は私たちの身体を用具化する。その用具化が進行していくと、本来あった「はたらいている身体」としての機能は押しやられ、私たちの身体は用具に支配されることになる。まさに柿沼さんの吸引の事例は、このことを表しているといえる。吸引という技術を身体化した看護師たちは、無自覚のうちに、身体が用具化してしまっている状態と読み取ることができる。用具化が進行した身体からの患者の見え方と、そうではない見え方が違っていて当然ではないだろうか。この違いは、柿沼さんの吸引をする看護師の態度にも表れているだろう。これらの現象は、私たちの身のあり方と、それによって分けられて（分節化されて）見えてくる世界、聞こえてくる世界、あるいは触れることで感じられる世界は、それぞれが密接な関係をもっていることを表している[6]。これらは、自分自身の身体感覚が鈍れば、患者の見え方も変化していく可能性をはらんでいることを表している。その危険性があるということを意識していくことが看護師として重要なことなのではないだろうか。

病みながらも懸命に生きている身体を看護している指や手、目、鼻、口を通して知ることができる。そして、知るだけではなく、自分の看護師としての身体を意識することができる。そこには、個別に独立した物体として身体がその場に存在するということだけではなく、身体が交流しているということ、看護師としての身体が織りなすケアに可能性が秘められていることも表している。

4 〝ケア〟としての吸引

身体論を学ぶまでの私は、吸引は患者に対して身体的侵襲が大きい援助であるからこそ「看護師であるべき」という固定観念をもっていた。そして、看護師だからこそ許される技術だと自負して援助を行ってきた。しかし、身体論を学んでいくうちに、そこにはケアとして吸引を考えていると言いながらも、無自覚的に、「吸引」という技術は自分から切り離されたところで作り出された産物のように捉えている自分自身に気づくことができた。看護技術は、自分の身体の皮膚で切り離されたものとして捉えたままでは、看護師として「はたらいている身体」をという感覚を取り戻すことはできない。

身体論の学習を通して、吸引という一つの技術を仲立ちにして、患者と看護師は入り交じり、私は看護師としての主体的体験を、患者は、患者としての主体的体験をしていることに気がついた。そこには、看護する主体としての自分がいた。そして、私たちがケアとして行っている看護としての吸引を「何が医行為なのか、誰が吸引をしてもよいのか」、「医師法第一七条」や「保健師助産師看護師法三一条」の解釈ではどうなのかという見解の枠の中で考えるものではない。その枠を取り払い、別の次元から身体について考えられるようになったとき、看護師としての自己を意識することができるようになった。法律の枠の中にケアの範囲を求める必要はなく、看護師として患者に向き合うことが、看護する私の身体のように思える。

吸引をしているときの、指の先に触れるチューブの振動、チューブを通して感じる軟らかさや硬さをはじめとする手応え、それらは身体感覚が延長し、対象事物と入り交っていることを表し、それは他でもない、鍛錬した自分だからこそ、感じ得ている体験である。私たちが実践している看護は、あまりにも日常的な営みであるために、形として表せないような錯覚をしてしまい、自分が実際に患者に関わりながら実践しているという感覚を伴った経験になり難かったのではないだろうか。あるいは、その手技の熟達や役割意識ばかりに目が向いてしまっていたために、患者に関わる実感のような自らの経験に自覚的になることが困難であったのかもしれない。患者との交流を皮膚の外にまで広げ、看護師として患者と入り交っているという感覚を主体的にもてることこそが、看護師として主体的に生きているという身体感覚に繋がっていく。それらの身体感覚を取り戻したときに、看護師としてのより強い充実感や達成感を味わうことができるように思う。

〈引用・参考文献〉
(1) 厚生労働省：看護師等によるALS患者の在宅療養支援に関する分科会報告書、厚生労働省、平成一五年六月九日．
(2) 平林勝政：家族以外の非医療職による「痰の吸引」の容認について―制度的な問題点と今後の課題．訪問看護と介護、一〇（九）：七一二-七一七．
(3) 市川浩：精神としての身体（講談社学術文庫）、講談社、東京、一九九二、五八-五九頁．
(4) 前掲書(3)、五八頁．
(5) 前掲書(3)、五九頁．
(6) 市川浩：〈身〉の構造―身体論を超えて（講談社学術文庫）、講談社、東京、一九九三、一四一頁．

九．看護する〝手〟

原澤　純子

「カルテばっかり見てないで、実際に患者さんのところへ行って、見て触れて感じてきなさい」。私が看護学生の頃、看護教員からよくこのようなアドバイスをいただいた記憶がある。看護の「看」という字は「目」と「手」から成り立っているという表現もよく使われ、経験的にも看護において「目」や「手」は重要であるような気はする。しかし、日々のケアをしながら、この自分自身の手がいかにはたらいているかを振り返る機会は、いままでどのくらいあっただろう。清拭をするときも検温や注射をするときにも看護場面で手は黙々とはたらいている。しかし、手は通常当り前にあり、自分の身体の一部であるがゆえに、改めて看護する手について考える機会はあまりなかったかもしれない。そこで、看護する〝手〟の情景を綴りながら、看護においてはたらく手を振り返り、考えてみたいと思う。

Ⅰ　経験する手

看護において自分の手の動きや感覚をもっとも意識するのは、今まで経験したことのない技術を初めて患者さんに実施するときではないだろうか。私は初めて静脈注射をしたときの自分の手の感覚を今でも覚えている。申し訳ないことに、その患者さんがどんな人だったのかということは全く覚えておらず、自分の手の感覚ばかりが記憶に残っているのだ。

私が初めて静脈注射を患者さんに行ったのは、先輩看護師が後ろで見守るなかであった。私は手の震えを一生懸命抑えながら、まずは血管を探そうとした。しかし、どれがいい血管なのかさっぱりわからない。その様子を見ていた先輩看護師が、すかさず患者さんの腕に触れ、あっという間に血管を探り当て、「ここなら入りそうだよ」と教えてくれた。そうか、これがいい血管なのかと一応思ってみるが、もう一度触れてみても、何をもっていい血管というのかが今ひとつよくわからない。次に駆血帯を上腕に巻くと、先輩看護師から「それじゃ強すぎて患者さん痛いでしょう」と、またしてもチェックが入った。患者さんに聞いてみると、やはり「うん、ちょっと強いみたいだねえ」と返ってくる。何で直接巻いたわけでもないのに先輩看護師はわかってしまうのだろう。その後も、注射器の持ち方や針の角度など一つひとつ立ち止まって考えなければならなかったし、内筒の引き方がぎこちなくて針先が揺れてしまったのにも気づかず、患者さんが痛そうな顔をしていることを先輩から指摘されたりした。

この場面において、その患者さんのことを全く覚えていないのは、私の関心が注射という「手技」のみに向いていたからではないだろうか。しかし、今は自分の手が震えることはないし、血管を触れば血管壁が固いのか薄いのか、どれがよい血管なのかが手に取るようにわかる。駆血帯も、患者さんの好みや腕の太さを考えながら巻くことができるし、笑顔で会話を交わしながらでも、震えず痛くないよう配慮しながら注射を打つことができるようになった。

このように、経験を積み重ねることで私の看護技術は上達してきたのだと思う。現在でも自分の手に意識が向かないわけではないが、それだけに縛られることなく患者さんの表情や反応に気配りしながら、相手に合わせていくことができる。手技や手順自体は本やビデオ、モデルなどで学ぶことができるが、血管を探し出す繊細な指の感覚や微妙な力加減、相手への配慮やスムーズな動きといったものは、実際に患者さんと接し、何度も経験しなければ習得することはできない。そもそも何度同じ看護技術を行っても、自分の手の動きがいちいち気になっていたら、看護どころの話ではないだろう。自分の中に手技そのものが身体化され、埋め込まれることにより、手技が主役とならずにすむのである。そのことによって、この手は「私の手」としてはたらくのではないだろうか。そして、一人の患者さんという生きる身体に実際に触れて感じることによって、「ここなら入りそう」とか駆血帯が「ちょっと強い」という、言葉では今ひとつ表現し難い感覚を感じられるようになっていくのではないかと考えるのである。

2　相手を感じる手

このように、多くの経験を経て、私は日常のケア場面で自分の手のはたらきを意識することは少なくなり、スムーズに動くことができるようになっていった。それでは、自分の中に手技が身体化されてしまったら、それ以上手は、はたらくことはなくなってしまうのだろうか。次の場面は大学院の実習の際に、臥床生活が長く続いた患者さんの歩行練習に付き添っている看護師を観察していたときに目にした光景である。

最初に、患者さんがベッドから立ち上がり歩き始めたとき、看護師の手は患者さんの身体の背後からしっかり支えていた。しばらくすると、患者さんを支えていた看護師の手の力がふっと緩んだ。患者さんの足どりがしっかりしているので少し力を緩めても大丈夫と思ったのだそうだ。それから看護師の手は、患者さんの身体に触れるか触れないかくらいの、しかしふらついたときにはすぐに受け止められるくらいの場所で、手をかざすように患者さんに添えられた。このとき、看護師の手は患者さんの身体には直接は触れていなかったのだが、看護師にとっては患者さんの小さな変化にすぐ反応することができ、患者さんにとっても看護師の存在を感じながらも、自分の動きを妨げられることなく行動できる位置であるように見えた。それより遠ければ受け止められないし、それより近ければ患者さんの動きを妨げてしまうような、そこでしかあり得ない絶妙な位置にあるように私には思えた。そして、患者さんがふらっとよろめくと、観察していた私が「転ぶ！」と思うか思わないかの間に、看護師の手はもうすでに患者さんをしっかり支えていたのである。もちろん、手が患者さんを支えたのではなく、看護師が患者さんを支えたのではあるが、転びそうになったときにはすでに手は出てしまっていたと介助した看護師は後で振り返っていた。

このような場面では、患者さんの足どりがどのくらいだから力の入れ具合はどのくらいにしようとか、患者さんの身体と手の距離は何センチに保とうというように、ギアチェンジをするように段階的に手を動かしているわけではないように思う。むしろ、患者さんの動きに自然に合わせた、なめらかな動きとなっているのではないだろうか。そしてその動きは、患者さんが転びそうになればそれに呼応して動かされ、患者さんの足どりに合わせ自然と落ち着く場所に手が添えられるというように、常に患者さんの反応に規定される。とはいうものの、看護師は単に患者さんに操り人形のように動かされているわけではなく、看護師自身が転ぶと感じるからこそ、とっさに手が伸びるのであり、歩行状態を確認しているからこそ力を緩めたり強めたりすることができるのである。

このように、看護場面で自然と動いている手の様子を振り返ってみると、看護行為は看護師が「する」という一方的なものではなく、看護師と患者さんが共鳴しあいながら、共に創りあげていくものであるように見えてくる。前述の、初めての静脈注射の記憶から患者さんが抜け落ちていることを考えると、そこに患者さんがいても、私にとって患者さんは存在していなかったのである。手や目をはじめとして私の身体全体で患者さんを実際に感じ、なめらかに動くことができて、初めて相手に配慮し、相手に呼応して動く「相手を感じる手」となり、個々の好みや状態に合わせて自由自在にはたらくことができるようになるといえるのではないだろうか。

3　何かを感じる手

それでは、手が相手を感じているときには、いったい相手の何を感じ取っているのだろうか。検温のとき、看護師ならば体温や血圧の数値だけ見て帰ってはこないはずである。たとえ器械を使って数値を測っても、患者さんの肌に実際に触れ、体温や発汗、浮腫や腹部膨満感の状態などを自分の身体で感じ、自分の中に取り入れてくるだろうし、脈の触れ具合やリズムなども直に触れて確認する。もちろん手だけ使って感じてくるのではなく、身体の全てを駆使して患者さんの今の状態そのものを感じ取ってくるのではあるが。

これらの観察項目を看護記録に記載する場合、「冷汗あり」などと一言で書かれることが多いのだが、そのときどきに感じる患者さんの冷汗の様子は微妙に異なっているようにも感じる。「じっとり」

かいていることもあれば、「たらたら」とかいていることもある。たとえ「じっとりと冷汗あり」と記載したとしても、それだけでは表現し尽くせない何かを感じるのである。私は、看護師同士の口頭の申し送りのなかで、「何か、いやーな汗をかいているんです」という表現をよく聞くことがある。この、記録には決して書かれることがないであろう「いやーな汗」とは、私自身もここに言葉で表現することは難しい。しかし、「いやーな汗」という言葉を聞いただけで患者さんの皮膚の質感や湿り具合、冷たさが、「いやーな」感じとして蘇ってくるのがわかる。

また、亡くなった患者さんの死後の処置をするとき、患者さんを前にして感じる雰囲気が、生きているときと「何か違う」感覚を覚えることがある。身体を支えるときに感じる重みが違ったり、皮膚の質感が違うように私には感じ取れるのだが、どこがどのように違うのかということを言葉で的確に表現しようとすると、やはりよい言葉が見つからない。「何か違う」感覚なのである。言語的に表現が困難であるがゆえに記録には記載されないこのような言葉は、表現できないから重要な事柄ではないと言い切れるだろうか。

実はこのような、言葉にすると「いやーな」であるとか、「何か違う」としか表現できないような、一言では伝えられないような感覚が、実際に触れて感じる「何か」そのものなのではないだろうか。意識のある患者さんならば、自分の状態を言葉や表情で表すことが可能だが、意識障害があれば、体温や発汗の状態、脈の触れ具合や胸郭の動きなどがその患者さんの自己表現の全てである。亡くなると、身体で表現しないということをもって、生命がそこにないということを表現する。そこで患者さんが表現し、私が感じ取っているものは何なのだろう。これもまた、言葉にしにくい感覚なのではあるが、もし一言で表現するならば「いのち」なのではないかと思う。この「いのち」とは、単に脈があるとか心臓が動いているという意味なのではなく、今、ここに確かに私は存在しているということの全てであると私は考える。患者さんはその「いのち」を、胸郭の上がり具合や脈の触れ方、皮膚の弾力などから全身全霊で表現しているのであり、私もまたそれを全身で感じ取っているのではないだろうか。亡くなった患者さんから感じる「何か違う」という感覚も、さっきまでここに「いのち」があったということは確信できても、今、ここに全身から発せられる「いのち」そのものの表現を感じないから「何か違う」感覚を味わうのかもしれない。手を握り合ったときの温もりは、単に「何℃」という数値や手掌という身体的部位に触れているのではなく、触れることを通して相手の優しさや温かみといったものに私が触れたり、逆に相手が私の思いに触れたりすることも含んでいる。日々の看護実践の中では、手という場を通してきわめて直接的なかたちで互いの「いのち」を伝え合っているように思うのである。

4　存在に触れる手

臨床現場では、薬などの医療的処置で対応しても、体位を工夫したり看護的処置を駆使したりしても苦痛が軽減されず、それでもなお、苦しいのを何とかしてほしいと患者さんから訴えられたという経験をした方は多いかもしれない。最後に私の経験を通して、このような場面ではたらく手について感じたことをお話したい。

慢性骨髄性白血病治療のため、骨髄移植を行ったAさんは、移植後の合併症が長期化し、社会復帰できるのかという不安や、薬を使っても完全には消えない呼吸困難に苦しんでいた。看護師や付き添っている両親にも辛く当たることがあり、部屋に入るだけで重苦しい雰囲気に包まれた。それでも何とかならないものかと思い、私は少し時間ができると、用事がなくてもよく部屋を訪れた。苦しそうな呼吸とともに上下する背中を見て、私はその動きに合わせてそっと静かにさすらずにはいられなかった。また、「こんなに苦しむなら移植なんてやらなきゃよかった」と泣き出すAさんの手を思わず握りしめ、一緒に泣きながら話を聴いたりもした。Aさんの苦痛は、さすったり握ったりするだけでは到底楽にはなるはずはないのだが、Aさんの表情がふっと和らいだり、時には笑顔がこぼれることがあった。

このとき私は、自分の手をどう動かし、どうやって触れるかということを、自分の頭で考えて計画立案し、実行したわけではない。私は何らかの看護行為を「する」ために手を出したというよりは、「思わず」手が出てしまっていた。「思わず」出た手が、なぜAさんを楽にさせたのだろう。私はなぜ、「思わず」手を握ってしまったのだろう。そして、私の手は、Aさんの何に動かされたのだろう。

目の前のAさんは、「苦しい、何とかしてくれ」と全身で訴えていた。Aさんにとってみれば、この苦痛は、「肺の間質性変化に伴う呼吸困難」などという言葉では表現しつくせないものであり、かつ身体的・心理的・社会的・霊的苦痛といったように分割できるものでもなかったのではないだろうか。呼吸困難だけでなく、生きる意味を見いだせないこと、両親の気持ちが痛いほどわかるのに辛く当たってしまうことなど、全てひっくるめてとにかくAさんの「存在」すべてが苦しかったのではないかと思う。そのAさんの「存在」に、私という「存在」が突き動かされたからこそ、思わず手が出てしまったのではないだろうか。このとき、医療や看護の知識や技術という何らかの手段を介してAさんの苦痛を和らげることは難しかった。何も介することができなかった私は、自分という「存在」を差し出すことしかできなかったのだと思う。しかし、その「存在」を差し出すという行為は、Aさんに束の間の笑顔をもたらした。この瞬間は、Aさんは、差し出した手を通して、私という「存在」に触れ、私もまた、Aさんの「存在」に触れることができた瞬間だったのではないだろうか。そして、Aさんは差し出された私の「存在」に触れたことで、自らの「存在＝いのち」を確認することができたのではないだろうか。

このように、身体論的立場から看護場面を見つめなおしてみると、日常のありふれた情景がまた違った様相を呈してくる。忙しい業務の中で、「あらゆる看護場面で何気なく出している手が、自分自身の存在そのものなのかもしれない」ということを思い出すと、きりきりしていた私の気持ちもふと軽くなってくる。「看護は一方的に『する』ものではなく、患者さんとともに創り上げていくものなのだ」と思うと、日々の看護がより楽しく、奥深いものとなっていくのを感じる。看護実践がより生き生きと輝いて見えてくることが、身体論のおもしろさであると私は思っている。現代の医療現場は、多くの医療機器やマニュアルに囲まれている。そのようななかでも、生きる身体、患者さんと看護師を繋ぐ実践的接点としての手は、やはり看護の原点なのではないかと思う。だからこれからも、患者さんに触れる手を大切にし続けていきたい。

一〇・保健師という名のかまえ

望月　さよ

Ｉ　「かまえる」とはどういうことか

　私たちが「かまえる」、「身構える」ときは、どんなときだろうか。

　例えば、明らかなミスをして上司に呼びつけられたときは、咄嗟《とっさ》に全身に力が入ったり身がすくんだりする。この姿勢で、「これから怒られる」という予測可能（？）な状況に対して備えることが、「身構えること」のひとつだと考えられる。それほど特殊な状況ではなくても、「何かしよう」と思ったときに、すでにそれを行うための準備状態ができているのが「身構える」ことだといえるかもしれない。

『〈身〉の構造』の中で市川は、身構えることについて次のように説明している。「姿勢は、いわば世界にたいする身構えです。寝ている犬も、物音がすると、さっと身を起こして身構えますね。姿勢反射をはじめ、外部作用的な自動作用である反射は、意識レヴェルでの行動の準備態勢をととのえ、行動可能性を保証し、拡大するというはたらきをもっています」(1)。そして、立っているのが行動にもっとも出やすい姿勢、次が座った姿勢、寝ている状態では行動にはすぐに出られないとしている。なるほど、寝床の中で読む専門書が、睡眠薬の代用品になってしまうのは、本の難解さだけが原因ではない、寝転んでいるその姿勢も問題なのである。反対に、地震や深夜の耳慣れない物音には、すぐに反応して身を起こす。このように「身構える」ことは、「姿勢」に直結し、起きている限り、程度は違っても人は常に身構えている状態にある。また、「からだの構えを変えると心の構えも変わり、その逆もいえる。〈身〉が、からだもこころも含んでいるように、身構えはからだの構えでもあります」[2]という。確かに姿勢を正すことによって、ものに取り組む集中力が増す。逆に、夢中で本を読んでいるときなどは、自然と身体が前のめりになっていることに気づくことがある。

さらに、『精神としての身体』の「かまえ」に通じる「向性的構造」の中で市川は「われわれはとくに顔をこわばらせていない場合でも、顔の筋肉を一定のパターンに緊張させ、みずから顔をつくっているのである。そして姿勢と表情のこの基本的なパターンが、さまざまの心理状態といわゆる精神の姿勢を用意する。職業的な身ごなしや表情があり、精神の在り方をあらわす相貌がある」[3]と述べている。これに関係して、身体論の勉強会の中で「看護実習に出る自分を『女優』と表現した学生」が話題に上《のぼ》ったことが、とりわけ私の印象に残った。この学生は、看護実習を「看護師という演技をしなければつとまらない」というのである。看護師という職業が、何か学生自身に別の顔を要求するためだろうか。それとも、この学生は看護師としての振る舞いを「演ずる」ことによって、自分の気持ちの置きどころを探していたのだろうか。

私の場合、これらの話題に触れることによって、この「かまえ」「身構え」についてまず思い浮かんだのが、これから述べる「産業看護師の役割」としての身構えだった。私にとっての「かまえ」とは何だったのか、「かまえる」ことが仕事にどのように影響してきたのか、自分の経験を振り返ってみたい。

2 しましまブラウスの衝撃

私の初めての職場だった保健センターは、造船工場を含む事業所の中にあった。保健センターは小さいながらも、一通りの法定健康診断ができるよう、レントゲン室や検査室、診察室、保健師の面接スペースなどがあった。その職場では、年間ならし方式という健康診断の仕組みがあって、関連会社や下請け会社まで全部含めて当時六〇〇〇人くらいいた従業員を、一日三〇～八〇人くらいに分けて、ほぼ毎日健康診断を行っていた。この方式だと保健師の数が少なくても、健康診断に来た人全員に確実に保健指導ができるのだ。

今日から産業保健師としてここで働くというその日、支給された制服は、白地に紺のしましまブラウス、紺のベストとスカートという、他の事務職の女性と同じものだった。「白衣を見るだけで血圧が上がっちゃう人がいるから、保健婦（当時はまだ保健師という言葉はなかった）さんもみんなと同じ服を着てもらうんだよ」と、事務所の係長が教えてくれた（けれども同じビル内の診療所の看護師さんは、ナースのユニフォームを着てナースキャップを被っていたので、係長のおじさんの説明にはあまり説得力はなかった。同じ会社のもうひとつの保健センターと合わせても、全部でたった一五人の保健師のために、特別の制服を作る予算がなかったのが本音らしい）。胸に付けた名札に小さく「保健婦　望月」と書かれていた。すべて制服のせいにするつもりはもちろんないが、制服も「悩める新人保健師」だった私のひとつの原因だった、のかもしれない。何しろ外見は他の会社員とまったく同じで、見た目だけでは産業保健師であることなど、誰にもわからなかったからである。

看護学生だったときは、ナースキャップに学生用ユニフォームで病棟実習に出た。とりあえずこれさえ着ていれば、誰でも患者さんとの違いはわかる（本物の看護師さんとの違いもわかる）。自分自身もなんとなく、看護師になった気分になってくる。客室乗務員や警察官などの他の職業でも、制服には「外見から気持ちが入る」という効果があるに違いない。それは、自他双方の見た目から入る「心のかまえ」とでもいえるものなのかもしれない。

しかし私には、見た目で職業を保証するものは何もない。不思議なもので、そうなると自分の「仕事」というか「役割」そのものが何だかわからなくなってくる。役割がわからなくなると、わけのわからない不安がどっと押し寄せる。今から思えば学校出たての新人に、仕事も何もわかるものではないと思うのだが、当時は先輩保健師が怖いのと、職場の居心地の悪さと、この自分が何者なのかわからないという不安で毎日泣いてばかりいた。『ちぐはぐな身体』という本の中で、著者の鷲田は「制服を着ると、人の存在がその（社会的な）《属性》に還元されてしまう。そうすることで、ひとは『だれ』として現れなくてもすむ。人格としての固有性をゆるめることのできる服とは、そのなかに隠れることができる服である」[4]と述べている。制服は「精神の緊張・集中」[5]を促すものであるけれど、同時にたくさんの看護師さんのうちの一人に自分を埋没させることも可能にするものでもあり、それには、自分自身があえて一人の人間として患者に向かい合わなくてもすむような後ろ向きの安心感がある。不安だらけの当時の私は、たぶんこの安心感が欲しかったのだ。

3　保健指導デビューの大失態

保健センターでは、採血と健康診断の中の保健指導、健康診断後の結果通知作成などが主な仕事だった。最初の頃、先輩にくっついて保健指導室に入り、先輩と従業員（七割方は中年以上の男性）の保健指導のやり取りを聞いていた。先輩保健師の思惑はいざ知らず、面接の内容どうこうより、私が覚えようとしていたのは、私より二〇歳以上は年上の先輩保健師の受け答えの仕方だった。

考えてみればそれまでの二〇年ちょっとの人生で、いっぺんに、これだけたくさんのおじさんたちにお目にかかったことなど一度もない。せいぜい父親、親戚のおじさん、学校の先生、アルバイト先の社長くらいのものだろう。身内でもない従業員に、私は何から話しかけたらいいのか、そのきっかけさえわからなかった。それに加え、「保健師である私に何を質問してくるのか、それに正しく答えられるだろうか、わからないことがあったら馬鹿にされないか、非難されないだろうか、その前に産業保健師に従業員より特別にわかることって何だろう…そんなの勉強してこなかった、先輩に聞いたら激怒しそうだ、でも何を調べたらいいのかもわからない…」と、とにかく頭も胸もいっぱいだった。だから、私は先輩の面接場面の見学で、従業員などほとんど見ずに、先輩保健師の受け答えを、ただただ息をつめて観察していたのだ。

そして、とうとう保健指導デビューの日が来た。一番最初に面接した人など、とても印象に残りそうなものだが、私の記憶には全く残っていない。よほど緊張していたのだろう。後に親しくなった職場の安全担当の方に、「こんなに若い子が、とても世慣れたようなことを言ったので、おもしろかったよ」と言われ、顔から火が出るほど恥ずかしかった。先輩の面接見学で仕入れたネタを、よく考えもせずにそのまま使っていたのをダイレクトに指摘されたからだ。身についていない他人の言葉の受け売りの滑稽さに気づかされたときに、「相手には自分自身で向き合わなければいけない」という、ごく当たり前のことにやっとたどり着いた。

4　超戦闘的保健師

お手本がない他人との向き合い方に、私は知識を増やすことで対処しようとした。職場にあった本や雑誌はたいてい読んだし、役に立ちそうなものを自分で買っては職場に持っていった。会社全体にパソコンが導入され、インターネットが使えるようになると、それも利用した。従業員の方たちより少しでも多くの知識を仕入れようとがんばった。今も肩こりは変わらないが、当時の私は今よりずっと肩がこった気がする。面接（保健指導）が済むと、背中が丸まって二〜三センチ肩の位置が高いのに気づいたことが何回かある。そのたびに深呼吸するのだが、やはりまた、いかり肩になっている。

私は「○○しなければいけない」ということに、とらわれすぎていたのだと思う。「腹八分目にしなければいけない」「野菜を食べなければいけない」「コレステロールは減らさなければいけない」「一日一万歩歩かなければいけない」「休肝日を作らなければいけない」「太ってはいけない」「禁煙しなければいけない」「ストレスは発散させなければいけない」……。

「悪い生活習慣は変えなければならない」「検査結果は正常範囲に保たなければならない」という強迫観念にも似た指導内容を、面接（保健指導）を通して従業員の方々に伝えるには体力がいる。少しずつ「こういうときにはこうすればいい」というhow toを増やしてきた私は、相手が退路を絶って降参するか（これを私は「相手が納得した」と思い込んでいた）、私が知っている指導方法の全部を出し切るまで、文字通り戦った。揚げ物は衣をはずして食べなさい（これはよく使ったせりふ）とか、しょうゆより塩分が少ないので刺身にはソースを使いなさい（これはいかにも不味《まず》そうなので、私は言ったことはないが）とか、つまりはそういった指導である。

例えば犬を見ていると、自分にとって不愉快なもの、不審なものを見かけると、前足を突っ張り、背中を丸め、うなり声をあげ、吠える。吠えた相手が視界から消えるか、飼い主に叱られるまで、犬は戦闘体勢を取り続ける。私の肩こりも実は、この犬と同じような体勢をとっていたことに由来するのではないかと思う。面接相手である従業員が、「残業が大変で決まった時間に夕飯を食べられない」と言えば、私は「では、夕方に牛乳や軽食を摂って、夕飯は軽めにしたら」などと提案をする。けれども従業員の「妻がきちんと夕飯を作って待っている」ことに関しては聞こえないふり、もしくは「わかってもらって、その分、朝ごはんをちゃんと作ってもらってください」と、ああ言えばこう言う展開に言葉で威嚇する。もちろんけんか腰で話すわけではないけれど、自然と肩や背中やボールペンを握る指先に力が入っていたから、そのときの私の身体の「かまえ」は戦闘体勢に近い状態だったのだと思う。市川の言葉を借りれば、「掌を相手に向けて（内転）つき出したり、こぶしをにぎりしめて机をたたく（内転と屈曲）場合には、人は自分の意見を断固として主張し、世界に対して対立的態度をとりたくなる」(6)状態ともいえそうである。だとしたら、私の面接相手は私の威嚇に降参して逃げ出す算段を考えるか、私より強い勢いで攻撃してくるか、どちらかしかないだろう。はじめから戦闘体勢を示す人間に、友好的な態度で接しようという人は、なかなかいるものではない。

5　後輩の躍進

私が入社して数年経ったある四月、初めて正社員の後輩ができた。彼女も入社したての頃は、たぶん今では思い出したくもないだろう苦労をたくさんしてきた（つまり、私に散々叱られた）と思う。しかし入社一年目くらいを境にだんだん頭角を現し始め、私が退職する頃は、私など及びもつかない、ずいぶんと魅力的な保健師になっていた。従業員の話をよく聞き、けれども流されず、どのような人（組織）とも上手に関係を作り、何より従業員の皆さんに慕われていたからである。

とても悔しかったので、「どうして、そんなふうに変われたの？　何がきっかけだったの？」と聞いてみた。すると、意外な答えが返ってきた。

「たぶん、自分を良く見せようとすることを、やめたからだと思います。」

この返事は私にとって衝撃的であり、私は彼女を尊敬するようになった。つまり、彼女は、私が作ってきた戦闘体勢のような「かまえ」とは正反対のものを獲得しようと努力してきたのだ。私が産業保健師としての専門性、特殊性について「こうであらねばならない」と思う方向に邁進するあまりに、見えていなかったもの、その先にあったものは、彼女の言うように「自分を良く見せたい」ということではなかったか…。

市川は前述の『〈身〉の構造』の中で、ゴールドシュタインを引用しながら「内転と屈曲は、ものを対象化し、対象に意識を集中させます。またこれは人と対立し、闘争する姿勢です。一言でいえば、この姿勢においては、人は世界と対立し、世界を支配しようとします。それにたいして外転と伸張は、ものと親しみ、ものの語りかけに耳を傾け、また人を受容し、融和する姿勢です。われわれは自然や世界を受け入れ、そのなかにつつまれて、アットホームな気分になるのです。」(7)と述べている。看護という仕事を職業とする場合、「いつでも行動可能」という身構えは必要なことだと思う。何事かが起こってからもたもた動くのでは、医療を受ける側からすれば不信感につながる。しかし、それがどのような種類のかまえであっても、何かに常に身構えている人には、話しかけづらいのも確かである。巷では、カウンセリングスキルや傾聴に関する本や情報がたくさん出回っている。それだけ話を聞いてもらいたい人がいる証拠だろう。看護職にもこれらのスキルが重要だといわれている。そのこと自体に異論はないけれど、しかしもっと大切にしなければならないこともあると思う。それが、「行動の準備状態」である、「自分自身の姿勢」つまり「かまえ」を自覚することではないか。「身構えをとくことが発想を自由にする、という側面は決して馬鹿にできません。精神の状態が自然とある姿勢をとらせ、一定の姿勢が精神のある状態をみちびきます」(8)と、市川は語る。私の後輩は、「自分を良く見せたい」というところからくるかまえを自覚し、それを解くことを身につけたのだと思う。そうすることによって、「あの保健師さんと話すとほっとする」「困りごとはとりあえず、彼女に相談してみよう」といったことから始まる、ごく自然な交流を、従業員の皆さんと作り上げていけたのだろう。彼女は身体論なんか知らなかったはずなのに…。

6 「かまえ」についての再考

本稿の初めのほうで、私が新入社員だった頃、自分の制服ひとつに右往左往していたことを述べた。けれども、制服だけで職業を規定する仕事自体、かなり特殊なものである。私のいた職場では、営業も、人事も、設計も、産業医も、みんな現場の従業員と同じ作業服だった。どんな人でも仕事を通して自分の専門性を身につけていくものであるならば、制服に職業的なアイデンティティの確立を過剰に頼ることもおかしな話である。そして、あまりセンスが良いとはいえなかったあのしましまブラウスは、医療者としての産業保健師というよりも、同じ会社の仲間として親しみを感じさせる制服であったとすれば、従業員にかまえを感じさせないという意味において、係長の言うように白衣性高血圧を予防する効果も、もしかしたら少しはあったのかもしれない。

　最後に、身体論の学習会に参加することによって、もうひとつ気づかされたことに触れておきたい。それは、私が本稿で取り上げた戦闘的なかまえは、「かまえ」の中のひとつのかたちでしかない、ということである。

　私の後輩は、決して「保健師としてのかまえ」をなくしたわけではない。彼女には、確かに戦闘的なかまえはあまり感じられない。鷹揚としていて安心感があり、頼りになる保健師である。そして、彼女の持つこの安心感も、「かまえ」であることに違いはないのだ。

　違いといえば、この「かまえ」は、彼女が保健師としてだけでなく、人として、これまで丁寧にさまざまな体験を積み重ねてきたことによって、本人も知らずに身についてしまった、高い（深い？）次元の「かまえ」という点であり、マニュアルやテキストで一朝一夕に獲得できる類のものではないことである。この鷹揚にかまえた姿勢（雰囲気）は、余裕や遊びを生み、相手をかまえさせることがない。だから、従業員の皆さんも私も、安心して、彼女を頼りにするのである。聞きかじりの「傾聴法」で、人の話をフムフム聞いているのとは意味が違う。むしろ、楽器の演奏や舞踊に秀でた人の、「芸」の「型」に通じるものなのかもしれない。

つまり、「かまえ」には、次元の違うさまざまな在り方があり、「かまえ」を持たないことがすべて良しというわけではない。そして、本稿のテーマである、「保健師としてのかまえ」の重層的な在り方に気づかなければ、その先にある「保健師としての役割」をいくら考えても、実体の感じられない空虚なものしか考えつかないような気がするのである。

白状すれば、私の場合、身体論の学習会に参加していなければ、「かまえ」について気づくことなど一生ありえなかったことだけは、たぶん間違いないと思う。

〈引用文献〉

(1) 市川浩：〈身〉の構造—身体論を超えて（講談社学術文庫）、講談社、東京、一九九三、四〇頁．
(2) 前掲書(1)、四三-四四頁．
(3) 市川浩：精神としての身体（講談社学術文庫）、講談社、東京、一九九二、一三三頁．
(4) 鷲田清一：ちぐはぐな身体—ファッションって何？（ちくま文庫）、筑摩書房、東京、二〇〇五、七九頁．
(5) 前掲書(4)、六三頁．
(6) 前掲書(3)、一三五頁．
(7) 前掲書(1)、四五-四六頁．
(8) 前掲書(1)、四四-四五頁．

一一・動きの抑制—看護実習指導を通して

池田　和恵

身体論を学びつつ、看護学部生と臨地実習に赴くようになり、身体論についての知識がなかったときとは違う視点で事象を捉えていることに気がついた。

私が所属する大学の臨地実習は、ほとんどが学部三年次の後期に配置されており、二週間を一クールとして、成人看護(急性期・慢性期)・小児看護・母性看護・精神看護・老人看護の計六クールが行われている。教員は、主に自分の所属する領域の実習に携わっている。成人看護実習では、一グループを一人の教員が担当し、実習中は病院にとどまり学生たちの指導を担っている。一グループは、五〜六名の学生で編成されてはいるものの、教員一人では手がゆき届かないので、臨床のスタッフの方々にも多くの時間を割いて指導や支援をしてもらっている。実習時間は、原則として月・火・木・金の八時三〇分〜一五時の間であり、学生は一人の患者さんを受け持たせていただいている。

教員になりたての頃は、学生の行動予定の把握、臨床との連携、患者さんの疾病についての理解、患者さんのその日の症状の把握と、自分自身の立ち居振る舞いにいっぱいとなり、あっという間に時が過ぎてしまった。二年目になり、少しずつ余裕がでてくると、看護師として直接患者さんと関わって働いていたときや一年目では気づかなかったものをふと感じるようになった。それは、身体論を学ぶことを通して養われた視点ではないかと思う。その視点がどのようなものなのか、〝拘縮・麻痺〟のある患者さんと学生との関わりをもとに、身体の動きが抑制されることについて私自身の見方がどのように変わったか振り返ってみたい。

一 二人の学生と麻痺のある患者

学生が麻痺のある患者さんを受け持ったときには、移乗行為などの介助の際、安全性を考慮して、看護師さんや教員である私が一緒に立ち会うことが多い。ある慢性期実習において、二人の学生が麻痺のために動きが抑制されている患者を受け持った。

(1) 学生と伊藤さん（仮名）

学生が受け持ったのは、脳出血により呂律不全、左半身麻痺がある入院治療中の老年期の男性：伊藤さんである。入院して三週間あまり経っていた。そのとき伊藤さんは、急性期を脱し、回復期の段階であった。構音障害があり、麻痺した手で、グーはできるがパーができず、腕は少し動くが肘が曲がったままであった。伊藤さんは独り暮らしをしており、もともとは自分のことは自分で行っていた方であったが、このときは、健側の手で麻痺側の手を動かすなどの姿勢はみられずジッとしていることが多く、理学療法士によるリハビリテーション（以下リハビリと略す）も、されるがままという状態であった。床上生活が主でリハビリもベッド上で行われていた。

学生は、麻痺側の上下肢の関節可動域が狭まってきていたため、拘縮予防のために関節可動域訓練のプランを立て実施していった。伊藤さんの硬くなった関節の可動域は少しずつ広がっていった。

しかし、土日は実習が休みのため、二日間、可動域訓練が行われず（理学療法士によるリハビリも行われなかった）、月曜日に学生が「リハビリを土日しなかったから、可動域が狭まっている…。毎日しないといけないのに」と漏らした。土日をはさんでの伊藤さんと学生との様子が、出会った頃のように少し距離のある感じを受け、私は、金曜日とは少し違う、ぎこちなさを感じた。

(2)　学生と山本さん（仮名）

同じ実習時期に、脳梗塞による左片麻痺（上・下肢の運動麻痺）の女性：山本さんを別の学生が受け持った。

学生が受け持った当初、山本さんは左片麻痺のため、移動や、食事、更衣、体位変換などの援助を必要としており、床上生活を余儀なくされていたが、三人暮らしで早く自分のことを自分でできるようになり、早く退院をして家族に迷惑をかけたくないとリハビリに前向きで、リハビリ以外のときにも麻痺側の存在を気にした姿勢がよくみられた。仰臥位から健側へ側臥位になるときに、麻痺側の腕や脚を仰臥位の状態のままにしておき、その場に置き忘れてしまったりすると、学生はあわてて山本さんに声をかけていた。車椅子で過ごす時間が徐々に増えていくなかで、車椅子に座ったときには、右手で左手の関節を開く動作をしていた。土日の休みをはさんで訪室した学生に対し、「自分でリハビリしていたよ」と明るい声で声をかけていた。そんな山本さんの横にいる学生は、山本さんが手を動かしているとき、同じように自分の手を動かしていた。二人を見ている私は、何か安心感を覚えていたように思う。

患者さんと学生の状況を述べてきたが、まず、動きを抑制されてしまった患者さんについて、どのように解釈しているのかみていくことにする。

伊藤さん・山本さんはともに、運動麻痺をもつ。二人の運動麻痺は、脳出血と脳梗塞という異なった疾患によって生じているが、いずれも中枢の指令の障害によって発生した。麻痺(運動麻痺)になったため、活動できなくなった筋肉は萎縮し、それに伴い関節は拘縮または変形していく。拘縮や変形が起こってしまうことは、解剖学的・医学的に明らかなことであり、拘縮を予防するために関節を動かすことが重要になる。関節を動かさなければ拘縮がすすんでいくため、拘縮の予防をし、今後の生活への障害を最小限にするためにリハビリを実施する。そんなリハビリに対する山本さんと伊藤さんの意欲に違いがみられた。山本さんは、家庭内での役割を担っていることからも、早くよくなり、今までしていたように役割を遂行したいと思っており、心理的・精神的・社会的にそれぞれが、連動して前向きで、リハビリに対しても積極的であるといえる。

学生は、前記のような、患者さんの状態を把握するために、疾病を解剖生理学的な理解を通して、今置かれている状況について明らかにしていく。また、身体面だけではなく、病気をどう捉え、病気になった自分のことをどう思っているかなどの心理・精神面、どのような年齢にあり、どのような役割を担っているかなどの社会面からも、患者さんを多角的に捉えられるようにしていく。さらに、広げた視点を統合して全体的に患者さんを捉えられるように、全体像を記述していく。そして、その患者さんにとっての問題点をあげ、目標を立て、目標を達成するための計画を立案する。

麻痺のある患者さんの看護問題には、可動域が狭まることによる日常生活動作の縮小があげられることが多く、それを予防するためにリハビリが計画される。ここでのリハビリの捉え方は、上田が述べる「人間がなんらかの原因によって人間にふさわしくない、望ましくない状態に陥ったときに、それを〝再び人間にふさわしい状態にする〟」[8]であるといえ、看護職としてこのような視点をもち、看護計画を立案・実施していくことは大事なことでもある。

2　拘縮・麻痺に対する今までの捉え方を超えて

述べてきたように、身体の動きが抑制される状態についての今までの捉え方には、拘縮・麻痺により、生活に障害が生じてしまうので、少しでも元の生活に近づけるようにという価値観をもってリハビリに取り組むという発想がベースにあることが窺える。

ところが、身体論に出会ってからの私は、これまでとは別の見方で患者さんの状態を見たり、患者さんとの関わりを考えはじめた。例えば、伊藤さんと山本さんの拘縮による〝手が内に閉じる〟ことと拘縮予防のために〝手を開く〟ことは、〈身〉の広がりを示していて、拘縮そのものが身構えを示しているのではないか…と考え、拘縮や麻痺が障害ということだけでない何かを語っているのではないかと感じていた。また、山本さん自身が自身の身体を置き去りにしてしまう身体を「自分のからだじゃないみたい」と語りながらも、徐々にそのような言動がみられなくなっていく麻痺を起こした身体との向き合い方に対して、学生と私とでは捉え方に違いがあるのではと思えてきた。

(1)　拘縮している身体

私が学生と一緒に、初めて伊藤さんに挨拶をしたとき、伊藤さんの身体は、麻痺側だけでなく、からだ全体が縮こまっているような印象を受けた。伊藤さんの姿勢は、麻痺側の関節が屈曲した状態であった。屈曲について、ゴールドシュタインは、「屈曲、内転運動と伸展、外転運動とは生体の環境に対する異なった態度の表現と考えられる。屈曲運動は世界よりも自我を、或いは自我の側からの世界の把握を協調し、従って自我と世界との分離を可能ならしめる（中略）反対に伸展運動は世界内における自我の受容的存在、自我の世界への没入を表現する」(1)と述べており、屈曲、内転していく拘縮は世界への拒否を意味しているといえることになる。疾病によりそういう状況を招いてしまっていることと以上に私に与えた印象（麻痺側だけでなく、からだ全体が縮こまっている印象）は、市川が「姿勢は、いわば世界に対する身構え」(2)と述べているように、伊藤さんの姿勢が、世界への拒否つまり私たちへの拒否を意味しており、それを感じ取ったといえる。伊藤さんの姿勢は、自分と世界が分離し、内に内に閉じこもり、世界に向いていないといえる。逆に、山本さんは、関節を開く動作を行っており、この動作は、掌を見せる―畳まれることを拒む動作であるといえ、世界へ内部を広げていることを示しているといえる。

伊藤さんの内へ内へ閉じこもる身構えは、拘縮が無意識のレベルですすんでいくものであったとしても、市川が「行動の準備態勢をととのえ、意識レヴェルのあり方を決定しないまでも、それを方向づけ、誘導するはたらきをし」(3)ていると述べているように、それは意識レベルをも内へ内へ誘導して行っている働きをしていることになる。拘縮している伊藤さんの姿を見て、リハビリに対して前向きな姿勢が感じられなかったこと、伊藤さんから今後の生への意欲が感じられなかったことは、麻痺により生じた拘縮の、〈身〉そのものが語っていたこと、すなわち身構えとして内へ内へ閉じこもる身体を受け取っていたためではないだろうか。

他方で、伊藤さんにとって学生との関わりは、世界との関わりになり、関わり自体が身の開きを目覚めさせていたと思われる。つまり、学生がリハビリといって患者の関節を伸ばし拘縮を予防することは、同時に、〈身〉に対して、無意識的に外へ外へ、世界へと広げる働きかけをしていることでもあるといえる。学生の関わりとしてのリハビリは、解剖学レベルだけでの拘縮を予防することだけではなく、世界に対する身構えを解きほぐすことになっていたのである。休み明けの二人のぎこちなさ、学生の一言は、学生が、伊藤さんの関節可動域の狭まりを解剖学的だけではなく、世界に対する伊藤さんの構えを感じ取っていたかもしれないことを物語っていたのではないか。このように感じた私は、学生と伊藤さんの関わりをとても愛おしく感じた。それは、自分の経験しているからだで学生と伊藤さんの姿を浮かびあがらせる視野に気づけたからだと思う。

⑵　麻痺を起こした身体

脳出血や脳梗塞により麻痺が出現した頃の患者さんには、自分自身の麻痺した手足の存在を気にせず、そのまま置き忘れてしまう姿がよく見受けられる。しかし徐々に置き忘れになっていた手足を、置き忘れにされてしまう存在として気にするようになっていく。

山本さんも最初の頃は動く際に、そのまま置き忘れにしていた手足に気づき、「あっ、忘れていた」という言葉で二重に意識づけをしていたが、少しずつ、そのような言動はみられなくなっていった。また、山本さんは、よく麻痺した手や足を「自分のからだではないみたい」「すごい重い」と話しながら手で麻痺している手足をなでていた。実際に「麻痺した脚は鉛のように重い」(4)といわれている。そこで、麻痺した腕や脚がどのくらい重たいのか少しでも理解し患者さんに近づけられるように、お風呂に入ったとき、浮力により軽くなった腕や脚を水中から水面に出した瞬間の重さを感じてみることを試み、「重み」を経験し、身をもって知ろうとしたり、少しでもどのような状況に置かれているか想像し、山本さんの言葉を理解しようと試みたが、それだけでは何か足りない気がした。何が足りなかったのか、山本さんの口にする「自分のからだではないみたい」ということから考えていきたい。

例えば、山本さんが横を向くときのことを考えてみると、発症までは何も考えなくても横を向いていた身体であったが、麻痺している箇所があるため、麻痺していない身体は横を向くが、麻痺した手足がそのままの位置に置き去りにされてしまう。このことは、今までの当り前にできていた身体のため、当り前にできる身体ではないと意識し、考えなければ、置き去りにされてしまうことは、当然のことである。はじめは、意識されずに置き去りにされてしまう身体ではあるが、その後、存在を意識し、置き去りにしないように意識して動かせるように身体が組み替えられていき、徐々に意識しないでも置き去りにならないように動かせる「腕」や「脚」へと身体に組み込まれていく。その過程では、「意識されないままにとどまって」(5)いた「自分のからだ」が運動麻痺により「自分のからだではないみたい」な身体となり、「自分のからだではないみたい」な麻痺側を眺め、眺められる存在であること、麻痺になるまでは意識されていなかった足の重たさを「すごい重い」と感じている。また、温かく柔らかい手に触れられ冷たい硬い手であると感じ、硬く冷たい手であるからこそ、触れた手が温かく柔らかと感じられるような関係であり、そのことを意識しないにしろ、前述のように意識レベルを「誘導する働き」をしており、存在をよりいっそう深め、身体への組み込みがスムーズになるのではないかと考える。そのように考えてみると、「自分のからだでないみたい」という山本さんの言葉、「なでる」という何気ない行いは、彼女が、自分自身の身体へとても強い関心を向けていることを意味している と思われる。

そのような身体である山本さんと学生が一緒に過ごすなかで、学生の、山本さんが麻痺側の意識を高めるための声かけも、山本さんの意識づけだけではなく、同時に学生自身の意識づけとなっていたようである。このことは、学生が時折、山本さんと一緒に手を動かすという同じ動き、「同調」により明らかである。市川は、身をもって知るということは、同時に「同じような表情をしたり、同じような所作をして」(6)いる「同調」が基盤であるという。知らず知らずのうちに山本さんとの同調が起きる学生だからこそ、身をもって知ることができ、「看護をしている」という満足感が得られているのではないだろうか。そして、それこそが、私の理解の仕方（山本さんの言葉を理解しようとして重たさを試したりした）では、知ることができず、物足りなさを感じたのではないだろうか。

身体論を学び、学生と患者さんとの関わりをみることができる立場に立つことにより、これまでの解剖学的・医学的視点やリハビリの対象として患者さんを捉えてきた視野に比べ、「生きたからだ」を根底においた関わりに着眼できたのではないかと考える。動きが抑制されてしまうことを「障害」とだけ捉えるのではなく、新たな身体への組み込みの過程であり、世界に対する身構えであることを念頭に置き、学生実習担当時、学生と患者さんの「からだを生きること」を温かく支えていきたいと思う。

＜参考・引用文献＞
(1) ゴールドシュタイン：生体の機能、みすず書房、東京、一九五七、二四六頁．
(2) 市川浩：＜身＞の構造―身体論を超えて（講談社学術文庫）、講談社、東京、一九九三、四〇頁．
(3) 前掲書(2)、四六頁．
(4) 太田仁史：新しい介護、講談社、東京、二〇〇三、一七〇頁．
(5) 市川浩：精神としての身体、勁草書房、東京、一九七五、八頁．
(6) 前掲書(2)、九五頁．
(7) 市川浩：＜身＞の構造、講座・現代の哲学②人称的世界の構造、弘文堂、東京、一九七八．
(8) 上田敏：総合リハビリテーションの理念と課題．リハビリテーション研究、五五（七）：七-一一、一九八七．

第Ⅲ部　いま、なぜ身体論なのか

第一章　看護ケアを問い直す

西村　ユミ

一・「いま」の医療の問題系

一九七〇年代から八〇年代の、わが国の看護学関連雑誌においては、「生きられた身体」に注目した哲学者の考え方を導きの糸として、いくつもの論考が発表された。この傾向は、ちょうどその頃に、フランスの現象学者であるモーリス・メルロ゠ポンティの主著『知覚の現象学』(1)(2)が翻訳されたことや、これに続くように、わが国においても〈身〉に注目した哲学者、市川浩の『精神としての身体』(3)が著わされたことと無関係ではないだろう。実際に看護雑誌において、市川は四回にわたって身体論を紹介している(4)〜(7)。また何よりも、この時代に第一線で働いていた看護師たちが、自らの経験に即していない輸入された「知」の応用に抵抗を感じたり、医療の近代化のなかで、患者の経験だけではなく自らの身体の経験からも距離を置くことを強いられるという状況が、「事象そのものへ」立ち返ることを要請した現象学、その思想運動のなかで議論された身体論という思考法に触手を伸ばすことを促したといえるだろう。

それから四〇年余り。七〇年代における課題は、かたちを変えつつも、二一世紀の「いま」へと持ち越されていると言っていいだろう。医療の近代化(註I)が始まってから九〇年代後半まで、自宅で暮らしていた病人は病院に集められ、彼らの病気の治療は医師のもつ医学（特に、西洋医学）的な方法論に委ねることが要求された(8)。とりわけわが国においては、「おまかせ」医療という言葉に象徴されるとおり、患者となった者が、医師に対して治療に関することを尋ねたり意見したりすることはほとんどなかった。医療社会学者のアーサー・フランクは、「医学的ケアを受けなければならないというこの義務を、私は語りの譲り渡し（narrative surrender）と理解し、ここに近代主義的な病いの経験の本質的な契機を見る」(9)と述べている。医療の近代化以降、病む者のほとんどは、近代医学的な治療やケアと何らかの接点をもっている。それゆえ彼らの（自らの）病いの語りは、医学用語を用いた医師の問いかけに対する医学的報告へと変わり、必然的に病む者は、医学用語で語ることに同意させられることになったのだ。

八〇年代以降、わが国における医療のありようが大きく変貌しはじめる。これもまた輸入された概念だが、インフォームド・コンセントや生活の質（Quality of life）に注目が集まったことから見て取れるように、病む者たちは、自らの疾患を積極的に理解しようと努め、治療方法や療養の場所の選択にも参加するようになった。こうした「病いの脱近代的な経験は、医学的物語によって語りうる以上のものが自らの経験に含まれていると、病む人々が認識するところから始まる」(10)のであるから、医学的な用語に染められた病いの経験から自らの経験を取り戻そうとしてきたこの四〇年余りの間に、フランクの言う「脱近代化の分水嶺」は超えられたといえるだろう。

今日、私たち看護師が手を差し伸べようとしている病む者たちは、脱近代の時代を生きる者たちであり、医療者に対する期待や要望も病いの物語も、明らかに近代のそれとは異なっている。まだまだその片鱗を残してはいるが、「おまかせ」医療も影を潜め、インフォームド・コンセントやセカンドオピニオンなどの、医療倫理やサービスに関わる言葉も日常的に耳にするようになった。が、それでもやはり七〇年代の「いま」は続いている。フランクも指摘しているとおり、脱近代の時代だからといっても、「近代医療は決して立ち退いてしまったわけではない」のであり、いまなお押し寄せる新たな医学的知識の高波に押し流されず、それを吸収したり活用することに力を注ぐ時代が継続しているのである。

このような脱近代の時代のなかで、誰もが、これまでとは異なったかたちで病いを経験するようになった。そしてその傍らに身を置く看護師は、こうした歴史的な状況のなかで、ますます高度化して

（註1）医療の近代化：新村によれば、「わが国の近代医学と医師の養成課程は一八六九年、医学校取調御用掛を命じられた岩佐純、相良知安のドイツ医学採用の進言によって方向づけられた」[11]。このように、医療の近代化は、明治時代に始まっていたとされるが、この頃の医療は、予防と自然治癒力を重視したものであった。同じ時期に欧米では、外科手術の安全性が飛躍的な向上をみせ、さらに伝染病の実体である病因が特定されるなどの技術開発や知識の構築がすすみ、「自然治癒力を重視した待機的な医療は後退を余儀なくされている」[12]。わが国にこれらの積極的な医療が普及したのは第二次世界大戦以降であり、一九六一年に始まる国民皆保険制度のもとで「医療技術と看護力を集積させた病院医療」が、一気に広がることとなった[13]。一九七〇年は、こうした積極的な病院医療が普及した時代であった。

いく近代医学の渦の中で、古くて新しい課題に「いま」改めて直面しているといえるのではないだろうか。

二・効率化の罠

近年、わが国の医療現場を左右する医療供給体制も大きく変動をし続けている。それは、私たちの課題をより際立たせる方向への変化といえる。その始まりを特定することは難しいが――医療法が改正されるたびに、さまざまな影響を受けているが――、平成一二年に行われた第四次医療法改正から多大な影響を受けたことは事実であろう。この改正は、良質の医療を効率的に提供する体制を確立するため、さまざまな状態にある患者が混合していた病床を、一般（急性期）病床と療養病床に機能分化し、さらに入院加療が必要となった患者が急性期病棟に入院しても、早期に在宅に復帰し、自らの生活の場でその質を維持しつつ、必要な医療を受けられることを目指していた[14]。特定機能病院化は、すでに第三次改正より始まってはいたが、より徹底されたのは、本改正からである。

さらに、効率化と生活の質を謳い文句として短期入院が推しすすめられ、それを可能にするためにさまざまな治療・援助方法のマニュアル（クリニカルパスなど）の作成もすすめられた。短期入院は入院基本料とも結びついており、この政策に応じられなければ、病院が財政的にも苦しむことになった。本改正の推進により、結果的に急性期病棟に入院する患者の重症度が上がり、入退院の煩雑な業務も増やしたため、行うべき業務が増えた看護師たちは、それを遂行するためにギリギリの人数で働かざるを得なくなった。つまり、実際の業務においても、これまで以上の効率化が求められる状況に追い込まれたのである。そのような状況が数年にわたって続いてきた。そしてそれが、「いま」の課題を生み出したといっても過言ではないだろう。

たしかに、第五次医療法改正（平成一九年四月施行）においても理念とされている「患者の視点に立った質が高く効率的な医療提供体制の構築」[15]は、わが国の医療の現状をさまざまな角度から評価して、必要とされた改正の方向であったのだろう。しかし、ここで謳われている効率化やそれをすすめるための機能分化は、一方で、患者の視点の尊重を目指しながらも、同時に、それを裏切ることにもなるという逆説的な状況を生じさせているのではないだろうか。この効率化により、患者の身近にいる医療者たちは、接しているはずの患者たちから結果的に引き離されてしまっているのだ。

例えば、一定の医療の質を確保することと効率化を推しすすめるために作成された多くのマニュアルは、患者の個別性よりむしろ、マニュアルの枠組みによって病む人の把握や治療をすすめている。胃癌のために胃切除術を受ける者の、入院から退院までの治療と援助の流れの一覧表（クリニカルパス）は、「胃切除術を受ける患者」というカテゴリーを際立たせる。そして、この流れで予定した状態を逸脱したり、目標とした結果が得られなかった場合を「バリアンス（variance）」[16]と呼び、その状態に合った治療や援助に変更する。つまり、流れから外れることにおいて、ようやく個別性が浮かび上がってくるのである。しかし流れからの逸脱は、あまり歓迎されていないことも断っておきたい。他方で、バリアンスを分析して、より望ましい計画を立てようとする動きもある[17]。

ここで述べようとしていることは、マニュアル自体の、あるいは一つひとつのマニュアルの良し悪しなのではない。そうではなくて、多くのマニュアルの作成とその枠組みに沿った医療実践に日常的に曝されることによって、私たち看護師は、「ケア」という営みを成り立たせる基盤を、つまり、じかに患者と接するなかで感じ取っている経験を覆い隠すことになっているのではないか、という問題提起をしたいのである。

メイヤロフの言葉を借りると、他の人をケアするということは、その人を「外から冷ややかに、あたかも相手が標本であるかのように見るのではなく、相手の世界で相手の気持ちになることができなければならない」(18)。その人の経験を内側から知るために、彼の世界へ「入り込んで」(18)、その「相手とともにいる」(19)ことにおいてケアは成り立っている。効率化や機能分化のために導入された枠組みは、メイヤロフが「外」と呼んだ視点へと、知らぬ間に私たちを導いてしまっているのではないだろうか。それゆえ、日常的に患者を前にしながらも、「看護をしている手ごたえが感じられない」という事態も生じるのだと考えられよう。人の経験の内側に分け入ろうとする衝動を、その手前で押しとどめる装置が、患者の視点を尊重することを目指す医療の仕組みのなかで働いてしまっているのであれば、その在り方自体を問い直すことから、あるいはそれを支える思想を根本から問い直すことから検討を始める必要があるのではないだろうか。

三・管理による暮らしの忘却と再発見

効率化やそれに伴う機能分化は、その背景に評価と管理の仕組みを備えもっていると言っていいだろう。例えば平成五年に施行された第二次医療法改正において、「医療施設機能の体系化を図るために、高度の医療を提供する病院として特定機能病院、主として長期療養患者のために療養環境が整備された病床として療養型病床群を制度化」[20]する整備がなされた。ここに示された特定機能病院となるためには、いくつかの基準を満たし、厚生労働大臣の承認を受けることが義務づけられている。つまり、外部評価者によってその基準を満たしていることの評価がなされて、初めて特定機能をもつ病院となるのだ。このように、医療の現場はいつも何らかの基準や枠組みに評価・管理される仕組みのなかにある。

この仕組み自体に問題があるわけではない。むしろ仕組みが効果的に機能していなければ、安心して診療を受けることができなくなる。評価や管理は、人の命を預かる医療の質を保証する仕組みでもあるのだから。しかし、ある基準や知識に基づいた厳密な評価と管理を重視する思考が、具体的な医療の実践に浸透したとき、さまざまな問題が生み出されるという事実にも注目したい。患者とじかに関わることにおいて生み出される医療者の経験を顧りみず、基準や知識のみに根ざした医療と保健活動の実践は、私たちの視線をどのように歪めているのだろうか。そして、関係者はそのことをどのように感じているのだろうか。

例えば、細野（第II部、pp. 61–68）は、糖尿病を患う者が重篤な合併症を起こさぬよう、いわゆる患者指導や保健指導という援助を担ってきたのだが、いっこうに生活習慣が改善できない患者がほとんどであり、なぜ、これほどまでに自己管理ができないのかに頭を悩ませていたことを振り返っている。彼女が言うには、自覚症状の乏しい人たちに、検査結果である血糖値や総コレステロール値などに基づいた食事療法や運動療法の指導を行い、それを「自己管理」と名づけて実施するよう迫るという実践自体に問題があった。言い換えると、患者たちは彼らが生きる世界と深く結びついており、むしろ、その世界とともに患者たちの存在も生活も成り立っているのであり、その世界から食事や運動などを切り離して、医学的な知識に基づいて別のスタイルに変化させようとしてもうまくいかないのである。細野は、糖尿病を患っている彼らの生活習慣の改善ができないという事実、つまり生活のコントロールの困難という行き詰りに直面することによって、彼らが人々や社会との繋がりのなかで生きていることを自覚させられ、同時に、世界との関わりのなかで生活習慣が成り立っていることを知ったのである。そして、それを知らずに行った援助は、患者たちを彼らの生活の外側から、さらにその生活の外部の知識でもって無理やり管理しようとしていたにすぎないのだ、と振り返る。

肥後（第II部、pp. 69–78）の記述も、自身が携わった生活者に、管理という視線を向けたことに関する問題提起である。彼女は、保健師として地域で生活するお年寄りと触れるなかで、お年寄りが独りで暮らせなくなったからといって、住み慣れた場所から離れて生活環境のすべてが整えられている施設へ入ることは、彼らと彼らが生きた世界とを切り離すことになってしまうことに気づいたという。住み慣れた場所で腰を降ろすときのお年寄りの眼差《まなざ》しは、その先に見える景色とも結びついており、同時にその眼差しにおいて、住み慣れた場所もお年寄りにとって何らかのの意味をもったものとして立ち現れてくる。言い換えると、住み慣れた場所と分かち難く結びついていることにおいて、お年寄りがその人として存在できているのである。他方で、お年寄りと作られた環境である施設は、結びつきをもたない。たとえ物理的に環境が整えられていたとしても、そこはまだ、お年寄りにとって意味のある場所ではないのである。お年寄りたちの視線や姿勢は、このことを気づかせてくれた。

管理の視線は、患者の家族にも委ねられる。就職した当初、退院後に患者が自己管理できるよう、家族にそのサポートを求めていたと振り返るのは中川（第II部、pp. 79–85）である。しかし彼女は、看護教員として実習指導をするようになって出会った患者とその家族との関係を見て、さらに、患者家族への調査を通して、家族を「患者の傍らにいる」人として見るようになった。例えば、心筋梗塞を発症した患者の家族へのインタビューで、家族が「ついててやらんと」と言いながらも「疲れちゃった」と語ったことを次のように理解する。当初、中川は、家族が付き添っていて疲れたと解釈し、しばらくからだを休めるために、疲れさせる「ついててやる」という行為を止めるように促した。しかし家族は、一向に中断しない。それによって気づいたのは、「ついててやらんと」という行為が、明確な理由をもって行われていたというよりも、「長い間、時間と空間を共有することで形作ってきた身の置き方であり、中止できるものではなかった」ということだ。患者やその状況とともに作り出してきたその行為は、それだけを状況から切り離すことができない、そのような「傍らにいる」ことを象徴する行為であった。身体論は中川に、これに気づくことを促した。

私たちの「生きられた身体」は、経験の外側の視点で管理されたり、生活から切り離されて管理・整備された場所に置かれたりすることに抵抗を示す。「身体」は、世界との生活的接触を断ち切られることに抵抗を示すのである[21]。それは「私」の存在が、世界とともにある私、あるいは「他者とともにある私」[22]として初めて成り立ち得るからであろう。病む人が医療や他者の世話を必要としたからといって、突然、この存在の構造を壊してしまうわけにはいかないのである。患者や生活者との関わりを通して、三人はそのことにを知った。

四．細分化への違和感

医療現場の機能分化も、効率化の一端を担っているという意味で推奨されてきた。医療法改正によりすすめられた機能分化は、急性期病床と療養病床とを分けることを意味しているが、それだけではなくて、急性期病床のほとんどが、臓器別（解剖学的）あるいは疾患の種類や治療のタイプ別に区分され、それに基づいて病棟が決められている現状にある。

この「細分化」を推しすすめようとする考え方の背後には、いわゆる近代自然科学が目指した要素主義的かつ量的、機械論的に自然を見る思想が横たわっているといってもいいだろう（註2）。ものごとを詳細に分けて検討することで、その本質が見えてくるという考え方である。たしかに、分析したり分類することによって、病気のメカニズムを解明できたり、痛みや苦しみなどの症状の原因がわかり、それを取り除く手立ても確立されている。何よりも、身体や精神の状態を説明することが可能になる。そして私たちは、その説明に安心させられてもきた。

他方で、こうした分類は「ケアにとっては邪魔になるだけなのである」と指摘するのは、自らも狭心症と精巣癌という病いを経験したアーサー・フランクである[23]。彼は、病いの経験を分類したり一般化したりすることによって、「病いの個々の体験の細部に我々を導かず、距離を生みだす」[24]ことになり得ると論じる。分類するなかで見出した言葉は、実際の経験を隠蔽してしまうのであり、「体験をリアルなものにするのは、その細部である」[25]。彼のこの言葉は、医療者の分析的な眼差しに曝された患者の、そのことに対する違和感を表明したものとして受け止めることができるだろう。ケアする者には、分析の対象にされるのではなく、病いを分け持つ他者として、傍らに身を置いてくれることを欲しているのである。

この違和感は、患者だけではなくて、患者の分析、分類の一端を担っている当の看護師たちの経験にも見て取ることができる。本書において身体論を学んだ経験を書きつけた参加者の多くは、このことを言葉にしてきたのではないか、と思う。

例えば三浦（第II部、pp. 86-94）は、呼吸器を患っている者が訴える「息苦しい」という言葉を、自分たちは「呼吸苦」と読み換えてしまっていたことに注目している。つまり看護師である三浦らは、患者が自らの経験を表す「息」という言葉を、解剖生理学において使われる「呼吸」という言葉に瞬

（註2）　ここでの「機械論」は、機械時計をメタファーとしたデカルト的な機械論のことを言うが、市野川によれば、「西洋近代医学はすでに18世紀末にデカルト哲学を離れていると言わなければならない」[26]と主張する。彼が参照したのは、医者であり医学研究者でもあったビシャや細胞病理学を確立したドイツのヴィルヒョウの考えであり、彼らによれば生命のみに見られる特性とは「分割してはならない単位」としての個体（individual）である。言い換えると、たしかに個体は諸器官や諸組織、細胞に分割可能に見えるが、それは分割とともに破壊されてしまうものなのである。十八世紀末の西洋医学は、解剖という作業のなかにもこの視点をもっていた。現代の医学が機械論的な側面をもっていたとしても、このような視点が重視された時代があったことも確認しておきたい。

時に自動変換しているのであり、それによって、医療者の関心は、患者の経験ではなくて呼吸器に起こっているであろう問題の原因を探ることへと向けられるというのである。この変換は、患者の経験を医学用語に換えて彼らの身体を対象化することに等しく、患者との間に埋め難い溝を作る契機にもなっているのではないだろうか。三浦は、身体論に触れながら、これまで自らが当たり前のこととして行っていたこのことに気づかされたという。

宇佐美（第II部、pp.95–104）の場合はどうだろうか。看護師たちは、手術後の患児Aくんへの援助として積極的に痛みの除去に努めた。この痛みの把握の仕方として、すでにさまざまな枠組みが用意されており、宇佐美もその枠組みを基に、Aくんを観察したり、前もって母親から彼の状況を聴いたりして、痛みへの援助を行おうとしていた。しかし手術後、いっこうにAくんは痛いそぶりを見せない。そればかりか、あまり目を合わせてもくれなかったために、どのように援助をしていいのかに戸惑ってしまったという。いまになって振り返ってみると、このとき宇佐美は、Aくんとじかに接することなしに、母親から情報を聴いたり、観察という手段で彼の状態を知ろうとしていた。誰にでも一様に適応可能とされる枠組みに照らしてAくんの痛みを分析していたのである。しかしある日、距離を置いていた宇佐美はAくんの泣き声に否応なく引き寄せられ、彼とじかに接触すること（抱き上げること）において、逆に、このことに気づかされたというのだ。

ひとまずまとめてみよう。ここで二人が振り返っている患者に向けた眼差しや実践、目の前で苦しむ患者にじかに触れることなしに、自分たちの経験の外側から持ち込んだ知識や枠組みを用いて患者の状態を分析したり分類したりすることは、患者を裏切ることになっていた。医学的な知識も、ある症状を把握するための枠組みも、患者の命を守ったり苦痛を取り除くために必要とされるものではあるが、これらの知識に頼ることが習慣化されると、知らぬ間に患者にではなくて、その知識に従うことに関心が向けられてしまう。二人は、そうなってしまっていた自らの視線に違和感を覚えはじめたといえるだろう。違和感を覚えさせたその視線は、患者や彼らの苦しみにじかに接することを、その訴えをそのまま感じたり受け止めたりすることを妨げていたのであり、そのことを患者の側に教えられたのではないだろうか。

五．「いま」再び身体へ

医療の質を高めるために推しすすめられた効率化や機能分化という対策は、医療者にも患者にも関わる新たな課題を生み出すことになった。それは、医療という人々の命を預かる専門分野の宿命なのかもしれない。後にも述べることになるが、病人の命を救うために、あるいは苦しむ人のその苦痛を取り除くために、それを実践できる専門家が養成されてきたのだが、自らの専門性を過剰に意識せざるを得なくなったときに、看護の専門家に求められているはずの患者の状態に応じた援助が難しくなってしまうこともあるのだ。つまり、よりよい医療を、より専門的で最先端の医療を、そして、多くの人々を苦しみから解き放つことのできる医療を……という目標を掲げてそれに邁進したときに、その目標や背後に潜む価値観を患者に押しつけてしまったり、この目標志向的な流れから取り残されることが際立って問題化されることになるのである。医療という高度に専門（分）化した分野の宿命であろうか。

他方で、それだからこそ改めて「いま」、身体論が注目されているのであろう。ここで注目している身体論は、現象学という思想のなかから生まれ出てきた思考法である。そもそも現象学は、他の学問から独立して成り立つ思想なのではなくて、実証科学の対象の捉え方の反省として、あるいは近代科学の方法へのアンチテーゼとして生み出された思想運動であった(27)。言い換えると、思想の歴史的な文脈のなかで、その方向性に反省を企てることが求められたがゆえに、生み出された思想なのである。

規模こそ異なるが、医療の世界においても同様の状況が繰り返し問題化されている。高度な医学的知識（実証科学的な知識）を根拠としてその方法を取り入れ、医療の質を保証するために効率化（合理化）を推しすすめる現代医療に対して、その方向性に疑問を投げかける思想や運動が生み出されてきている。身体論を手がかりとした議論もそのひとつであり、右上がりに大きく偏って進んでいく医療を引き戻す役割を担っていると思われる。こうした現代医療が忘却した自らの足元を、改めて問い直すことが求められる時代だからこそ、再び身体論へと視線が向けられ、その思考法に私たちも惹かれるのであろう。

このように考えると、必ずしも医学的知識が否定される知であり、患者や看護師が実際に経験していることが受け入れられるべき事柄とは言い切れない。もしそうであれば、「事物そのもの」へ、私たちの視点から展望される経験へ立ち返ることを要請した「現象学」(28)が批判する二元論の罠に、再び足元をすくわれることになる。知識か経験か、客観的か主観的か、身体か精神かという互いを排除し合う思考法なのではなくて、この二分法の図式を乗り越えることこそが、「身体」に注目することになった所以なのであるから。

つまり「身体」は、その存在のありよう自体からいっても、すでに、二元論を超えているのである。身体は、一方でたしかに、物質であり対象化（客体化）され得る存在としてある。しかし他方で、生きているがままの身体を捉え直してみると、もののやわらかさや暖かさ、あるいは雰囲気などは身体を介して感じ取られているのであり、そのような身体は、対象（客体）であると同時に、自覚する手前で何ものかへと触手を伸ばし、それを知ろうとする主体として働きだしているのである。市川は、このような身体の営みを、「われわれが精神ということばで理解しているものに近い」[29]と言う。生きられた身体は、主体でも客体でも、物体でも精神でもあり、あるいは、そのいずれともいえない両義的な存在として見出された。分類、分析という思考法にどっぷり浸かりつつそれに違和感を覚えてきた私たちは、このような身体の営みを捉え直すことにおいて、この二元論的な発想の先にある袋小路から抜け出そうとしてきたのである。

その捉え直しの作業において私たちが気づかされてきたことは、いったい何であったのだろうか。次の佐藤の言葉が、それを端的に指摘しているといってもいいだろう。

> 死や病に対しては、生きものとしての人間が本能的に嫌忌する以上に斥《しりぞ》けられるようになり、一方健康に対しては恣意的な評価が加えられて、つまるところ健康は善《よ》い（倖せな）ことで、病気はよくない、悪い（不幸な）ことだという、（略）このような価値観が、私たちのなかに、ごく当たり前の認識として、どれほどすみずみまで浸透しているかは、計り知れない[30]。

身体論という思考法に触れることは、この私たちにとって「当たり前」になってしまっている認識に気づく機会であると同時に、その自明な認識をいったん脇に置き、その当たり前がいかに生み出されているのかを根底から問い直す作業を促すのである。そして、この認識の捉え直しを介して、これまで経験していたにもかかわらず気づかずにいたことへと、私たちの視線は導かれていく。

それでは次に、身体論学習会への参加者がいかなる思考法に触れていたのかを確認するために、身体論について、もう少し詳しく見てみることにする。

第二章　身体論に学ぶ

西村　ユミ

一．自らの経験を取り戻す

身体論学習会に参加した者たちの言葉により、この思考法を学ぶことをとおして、言い換えると、市川浩の著した書物に触れることをとおして、私たちが知らぬ間に医学的な知識という眼鏡をかけて患者の状態を客観的、分析的に見ようとしていたことを、そして、その知識の枠組みにあらゆる情報を当てはめ、患者の訴えの原因を突き止めてそれを取り除くことを援助としていたことに気づかされた。より正しく言えば、自覚せぬままにすでに実践していたことに気づかされたのであり、それを再発見したのである。

自分たちの具体的な経験と関連づけながら『精神としての身体』を読みすすめるなかで、こうした経験に気づくことの理由は、エドワード・サイードがメルロ＝ポンティの書物を読むことに与えた言葉が適切に表現していると思われる。「人は、自分がこれまで知らなかったことを発見するために彼の本を読むのではない。そうではなくて、注意散漫な状態から、みずからの経験そのものへ向かうよう促されるのだ」(31)。そしてこのメルロ＝ポンティ自身も、現象学者のフッサールやハイデッガーの本を読んだ際、「或るあたらしい哲学に出会ったというよりは自分たちが待望していたものをそこに認めた」(28)と記述する。私たちは、自分の身体が眼前の他者の状態に促されてある構えを形づくっているにもかかわらず、つまりそのように経験しているにもかかわらず、それとして自覚していないばかりか、外部の知識に行為の根拠を委ねようとしてきた。その他者との間に既存の知識や枠組みを挟み込み、すでに経験してしまっていることに蓋をかぶせたり、その経験を歪めたものにしてしまっていた。市川らの文章は、私たちにこの「注意散漫な状態」を自覚させ、自分自身が経験していること、すでに知っているけれども自覚していなかったことへと眼差しを向き返すことを促すのである。そこで経験される自覚（気づき）こそが、私たちが「待望していたもの」であると言っていいだろう。身体論学習会に参加している何人かの「この学習会に来ると元気が出る」という言葉が、そのことを物語っている。

さらに加筆するならば、市川自身の主体的な問題が彼をして「身体」へと向かわせたという事実にも注目しておきたい。彼は『精神としての身体』の文庫版(32)の「身体の現象学―まえがきにかえて」において、かつて「自己喪失」ともいえるような経験をしたことを振り返っている。彼はいわゆる思春期に、「自分とは何か」という問題を問い詰めるなかで、「身体を曖昧《あいまい》なもの、外面的なニセの仮面として自分のなかで疎外」(33)していたことがあるという。ところがこの身体の疎外は、身体に結びついた自らの感覚をも疎外することになり、同時に世界や他者との同調、シンパシーの感覚をも失わせることになった。世界や他者との接触感覚の喪失は、自己の非現実化、自己喪失にも反転する。そして、この自己を探求することによって自己を失うことへと追い込まれる経験が、「生きている具体的な身体を、もう一度回復せざるを得ない」、「自分の感ずることに忠実であること」[34]へと市川を促した。

まさに、この人間疎外の経験を、「居づらさ」に注目して紹介したのは鈴木（第II部、pp. 105–112）である。彼女は、就職したばかりの頃、目の前の患者を「人」として見ることができなくなった時期があった。その頃のことを振り返ると、自分自身の感情や感覚を外に追いやっていたために、その感覚、つまり「居づらさ」が生じたのではないかという。自己疎外である。同じような経験をしている看護師たちから、こうした感覚について聴き取りをすると、患者・家族の視線やある場の空気が、見られている自分を意識させたり、自分の構えを意識させたりしていることが見えてきた。その、自らの居方へと向かう注意やある種の居方の要請が、居づらさを経験させる。これを知った鈴木は、市川の言葉を導きの糸として、一方でこの要請される居方は、ある種の困難な経験を強いるが、他方で「自分がその場に居られるための根拠となる意味を見出すきっかけになる」とも考えるようになる。つまり、「居づらさ」の経験は、普段は意識しづらい相手との間にある距離感を取り戻させてくれたのだ。またそれは、看護師が主体性を発現させながら相手に関わることの契機にもなるという。つまり、看護師たちの経験するある種の困難は、彼らに自身の実践を振り返る機会を与え、その振り返りにおいて生きている自らの身体の感覚、つまり主体性を足場とした実践へと促すのである。

市川の「身体」への関心が、自らの具体的経験のなかから逆説的に生み出されたものであるならば、学習会メンバーが彼の身体論に惹かれるという事実は、私たち自身が自らを疎外するような経験をしていることの証なのかもしれない。

自らが経験していることへと向かうことを促しているのは、書物との接触だけではないことにも注目したい。患者の傍らで、あるいは医療現場に身を置くこと自体において、私たちは常に彼ら／その場に呼びかけられ、それと知らぬ間にそれらに促されて働きだそうとしているのである。対象の側が「私に対して自己を表現してくる」(35)からだ。

和久（第II部、pp. 113-118）の眼球がんを患う患者との経験も、彼女をして強烈に患者の視線からの呼びかけに応じさせていたことを物語る。患者は、自分で食べることを楽しみにしていたが、口腔内へのがんの広がりから誤嚥の危険性が懸念され、食事を中止せざるを得なかった。患者はそれを了解してはいたが、病室に入った和久に注がれる視線は、食べることの欲求を孕んだ強烈なメッセージとして突き刺さってきた。その視線は、たとえカーテンの陰に身を隠しても病室を離れても、和久に纏わりつき離れなかった。患者の状態が考慮されて食事が再開されると、和久はその同じ視線に押されるように介助を行った。難しい介助だったが、患者の視線に促されて行うケアは、互いが互いに合わせるように遂行され、そのケアに携わる和久に嬉しさや楽しさをも経験させるものだった。和久は次のように述べている。患者の視線に纏わりつかれて消耗したときの感覚、あるいは誤嚥の危険が伴いながらも、自然な形で行われた食事介助の感覚、そのいずれもが、相手の状態への応答であり、そのことへの気づきが患者が大切にしていることを教えてくれた。

先に紹介した、目の前にいる肺がんの患者さんが、「ハアハア息をして」「ぐったりとした様子でいる」、その状態に引き寄せられるように背をさすり呼吸介助をしたという三浦の行為も、相手の苦しみに直接的に訴えかけられるがゆえに、それに促されるように行ったことであろう。あるいは、この促された自らの行為が、患者さんの息苦しさの理解を助けていたのかもしれない。「息」を「呼吸」に読み換えて、呼吸苦の原因を考えることを挟み込む間もなく、三浦の身体は、苦しむ患者の傍らで居ても立ってもいられずにその人へと手を差し伸べていたのである。そのとき自分自身も「苦しい」時間を経験していた。そしてその促しのなかで苦しみの原因の探求もはじまっていた。あるいは、大声で泣いたことに驚いてAくんを抱き上げた宇佐美は、この否応なく訪れた直接的な接触において、「Aくんにはじめて出会えた感覚のようなうれしさがこみ上げてきた」と述懐していた。その、そうせざるを得ずに抱き上げたという行為は、Aくんの傍らで彼を看続けるなかで促された。そしてそのとき、自分の感覚的経験に出会ったのである。

患者の間近で、その苦しみを何とかしようと思いつつ看護を実践する者たちには、たとえ医学的な知識や既存の枠組みで患者の状態を観察したり、苦しみの原因を見出そうとしても、つまり、患者と距離をおこうとしても、相手の苦しみや痛みの表現に否応なく引き寄せられて、その患者の身体に応答的にはたらいてしまっているのである[36]。他者の苦しみに促されて、あるいは痛みに引き寄せられるという直接的な経験をとおして、逆説的にこれまでそうしていなかった自分の経験に気づかされる。身体論に惹かれるのも、日々、患者と接するなかでこのような経験をしていたためであろう。

二・人間的現実の回復へ

この、自らが経験していることの気づきへと促した、身体論の思想的な特徴にも触れておこう。市川が幾度か「人間の現実的存在」「人間的現実」[37]という言葉を用いて身体の思想を論じていることからもわかるように、一九世紀末から二〇世紀にかけて「身体」に注目が集まったのは、この概念を定義したり分析して議論したりするためではなくて、私たち人間の具体的かつ現実的な営みを捉え直すことの手がかりを探っていたためである。

すでに、現象学が実証（近代）科学的方法へのアンチテーゼとして始まった思想運動であったことは述べたが、その近代の哲学と科学における問題系をもう少し詳しく見てみよう。まず、近代哲学は身体の問題をその議論から疎外して、理性的精神（心）の探求に邁進してきたとされている(註3)。この身体の疎外は、精神（主観）と物体（客観）という実体論的図式を生み出すことになり、主観と客観の関係を認識する主観の側から問題にするという、認識論的な構図を作り出した。つまり近代哲学において、世界は主観によって構成されると前提されたのである。それに対応するように科学は実証主義的ないしは客観主義的な立場をとって、機械論的な自然を主題とする。この自然からは精神や主観は消去され、自然に内包される身体は極端に対象化(物化)されて、私たちの経験から遠ざけられた(38)。「前世紀の理論は、人間を辺獄《リンボー》に追いやり封じこめ、『現実』を、言いかえれば人間を脇にどけたあとに残ったものを現実・実在として、研究できると考えたのだ」(39)。このようにして、現実的存在としての生きられた身体は、哲学においても科学においても見落とされ続けてきたのである。この失われた人間的現実を取り戻そうとした思想の流れのなかで「生きられた身体」の哲学が産み落とされた。

具体的な史実も、この人間的現実の回復に向けた運動の背を押した。例えば、身体の哲学の発展に力を尽くした哲学者として、メルロ=ポンティをあげることができるが、彼が育った二〇世紀初期のフランスにおける思想家の主要な課題は、人間をいかにして「現実の回路」に差し戻すかであった(39)。その最中の一九四〇年、フランスはドイツに占領されて降伏したが、この経験が機械論的あるいは還元論的哲学の信用を失脚させる契機ともなった。そして、その際に注目されたのが、「いかなる哲学的企図もその出発点は人間自身の生活であること、人間の生活は、検討しつくされることはなく、適当な理論的分類項目にまとめられるものでもないと、そう自覚すること」(40)という、フッサールやハイデガーなどのドイツ系の思想の基本姿勢であった。この流れのなかで、メルロ＝ポンティの身体論が産声《うぶごえ》をあげたのである。

このフランスの降伏という史実から学ぶことは、私たちがいかに多くを、ある失敗や困難、行き詰まりから気づかされているか、ということである。何かが習慣化してしまっているとき、あるいは何かを自明なことととして見ているとき、その何かに自覚的になることは難しい。哲学の対象も、科学の発展も、科学的知識や技術で築いた武力を行使した戦争も、高度医療技術も……、それをすすめていくことの困難に直面したとき、それぞれに内包されている問題系にも気づくのである。メルロ＝ポンティの場合は、この時代の科学がもつ問題に触発されて、二元論的な人間理解の、つまり人間的現実の忘却が内包する課題を記述することをとおして、人間的現実の回復を推しすすめたと言えるだろう。

メルロ＝ポンティの仕事にも、少しだけ立ち入っておきたい。彼が二元論の克服のために注目したのは、「私の視界」(28)でもある人間の「知覚」であった。この知覚の成り立ちを問い直すことこそが、私た

（註3）　思想史において身体が疎外されることになった動機については、市川の文庫版『精神としての身体』の「身体の現象学─まえがきにかえて」(41)に詳しい。

ちがこれまで見過ごしてきた「現に在るままのわれわれの経験」「世界とのあの素朴な接触」[46]を取り戻すことを促すのであり、世界を見ることを学び直すことにもなるのだ。その試みにおいて重視されるのは、記述である。彼は、「記述する（décrire）ことが問題であって、説明したり（expliquer）分析したり（analyser）することは問題ではない」[42]と記す。この表現によって、対象の側である事物を理論的に説明することと、それを認識する側の主観の反省的分析のいずれをも否定する。つまり、私たちにとっての事実は、対象の側とそれを見る主体の側に切り分けられて理解される二項対立的な出来事なのではなくて、知覚経験そのものとして成り立つというのである。知覚という関係の成り立ちが第一義的に起こっており、両極はその成り立ちをまってはじめて意味をなす。繰り返しになるが、彼が立ち返ることをすすめた「事物そのもの」とは、まさにこうした事実の成り立ちの根底でそれを支えている知覚の世界――「認識がいつもそれについて語っているあの認識以前の世界」[43]、あるいは「理論化以前の層」[44]なのである。この世界は、「それを分析的観察や分析的思考のもとにおくならば破壊されてしまうであろうものだからであり、したがってわれわれはそれをもう一度思索しなおすことによってしか、それを守りぬいたり発見しなおしたりすることはできない」[45]。それだからこそ、説明や分析ではなくて、記述によって開示されることが求められるのである。

三．他（世界）とともにある私

この世界経験を第一義的とする視線は、私と世界や他者との関係を次のように見て取る。「人間はいつも世界内に在り〔世界にぞくしており〕、世界のなかでこそ人間は己れを知るのである」[46]。つまり、自らが身を置く世界と分かち難く結びついているからこそ、私はそれとして成り立っている。私は世界を構成するのと同時に、世界として構成されてもいるのである。

この世界とは「他者」のことでもある。「私は人間たちのあいだの一人の人間として、あるいはすくなくとも諸意識のあいだの一つの意識として他人たちのまなざしに曝されるようになる」[47]。私たちは自分のことを、他者から独立して、例えば「自己決定」が可能な能力をもって生きる自立した個人であると主張することがある。物体としての私はたしかに「個」ないし「一（いち）」として見えるが、具体的な経験を捉え直してみると、いつも既に私は「他とともにある私」、「患者とともにある看護師」として成り立っていることに気づく。例えば市川は、自己喪失の経験において次のことを知ったという。「われわれは、世界を媒介にすると同時に、他者を媒介にして自分というものを確認している。したがって他者の稀薄化は人格としての自己の稀薄化を引き起こすという結果を生む」[48]。

また、そうであれば私たちの身体の振る舞いは、世界や他者を現しているといってもいいだろう。患者の息苦しさに、あるいは痛みに思わず手を差し伸べてしまうという行為は、その他者の苦しみの振る舞いと対になって生じる。つまり、苦しみの表現とそれへと手を差し伸べる行為とは、一つの出来事の二つの現れともいえるのだ。また一見、能動的な振る舞いに見て取れる講義や説明をしているときの声のトーンや身振りも、それが届けられている相手の頷きや表情などとともに作られている。相手がどのように聞いているのかが、話者の声のトーンや身振りを作り出しているのである。そうであれば、ここでの能動性は相手の状態に応じるという受動性を孕んでいるといえるであろう。それゆえ、メルロ＝ポンティも述べているように、「私が対象の状態を知るのは私の身体の状態を介してであり、また逆に私の身体の状態を知るのは対象の状態を介してなのであって、しかもそれは(略)、私の身体が世界に向う運動であり、世界が私の身体の支点だからなのである」[(49)]。

　こうした現れをする身体の振る舞いが具体的にどのように営まれているのかは後の項に委ねるが、このような経験ははっきり自覚されているわけではない。すでに述べたが、これが意識に現れるのは、自己疎外のような困難や交流の障害などに遭遇したときであろう。

第三章　看護実践の知の探求へ

西村　ユミ

一．つながりのなかで成り立つ実践

第II部で紹介した学習会への参加者の声は、病いを経験している患者や馴染みの環境の中で暮らす療養者の視点から、彼らの生きられた身体の営みを問い直すことの必要性の訴えとその試みであった。この患者や療養者の視点、つまり看護師たちが手を差し伸べようとしている相手の側の視点から経験を捉え直すことは、結果的にそれを理解しようとする看護師や保健師が、自らの視線を問い直すことに繫がっていった。これまでも述べてきたとおり、生きられた身体の思想に触れることは、相手の側の経験を問うことが同時に自らをも問い直すことを導くのである。言い換えると、生きられた身体の営みを捉え直していくと、他者の振る舞いや言葉や状態の理解が、私の視線とともに成り立っていることを発見するのだ。だからこそ、必然的に自らの経験の捉え直しへと促されもする。

本章では、自らの身体の振る舞いや見構えを主題とした参加者の記述を取り上げながら、身体論に触れるなかで看護師たちが専門家の技術や自らの身体の働き、姿勢や態度の捉え直しへといかに促されていたのかを見てゆきたい。経験の古層である身体の次元へ立ち返ることによって、これまではっきり自覚せぬままに行ってきた看護実践がいかになされているのかを見出すことにも繋がるであろう。このことは、これまでとは別の視点から成り立つ実践を発見することへと私たちを促してもくれる。さらに、こうした身体論の視点から、「実践知」の探求の可能性を検討してみたい。

身体論学習会の参加者の四名は、専門家である自らの技術や身体のはたらき、姿勢・態度を捉え直すことを試みていた。

例えば大石（第II部、pp. 119–130）は、看護師が日常的に実践している「吸引」を取り上げて、この行為を身体的侵襲が大きいからこそ、医療の専門家である看護師が担う「技術」であると考えながらも、他方で、この吸引を、それを求めている患者の状態とともに理解するのではなくて、患者からも、それを実践する看護師からも切り離された技術として捉えていたことを振り返っている。言い換えると、吸引を教科書などに列挙されている援助技術の「一つ」と考えて位置づけていたために、医療専門職以外のヘルパーなどがこれを行使することの是非が検討されたとき、是となれば、この技術を奪われてしまうという不安に駆られたようだ。

しかし、吸引に慣れていない頃はたしかに自分の行為ばかりが意識されたが、習熟してからの吸引の場面を振り返ると、この技術は、自分自身の指先に感じられた患者の状態に合わせて行われている。言い換えると、吸引という自らの行為は、例えば指先のチューブの握り具合も、その先でチューブを動かすその動かし方も、患者の状態と切り離しては成り立ち得ないのである。看護師の吸引という行為は、患者の身体のある状態を映し出してもいるのだ。そうであれば吸引は、けっして看護師の身体の営みや患者の状態から切り離された「一つの技術」とはいえない。この患者の状態に促されて成り立っている吸引を、大石は「ケア」と呼ぶ。

看護師である大石の吸引が「ケア」として見出されたのは、患者の状態に応じる自らの振る舞いを自覚したときであった。たとえチューブなどの器具が介在していたとしても、大石はそれ自体を身体の延長として患者と交流をしている感覚を覚えていたのである。そしてそれが、患者の世界に関わっているという実感を生起させ、同時に、「他者を介してはじめて自己として存在」(50)していたことをも気づかせた。この気づきが大石の、吸引を医療職以外の者が行うことになったことへのこだわりを消したのではないだろうか。

吸引を「ケア」と呼ぶことのできるもう一つの理由に、私は、患者の苦しみにじかに触れているという事実を取り上げたい。大石は、吸引をしようとしたとき患者がそれをされないように激しく抵抗したり、吸引を行った際に苦しみもがいていたことを記述していた。そしてこの苦しみを見ることに、一見、慣れて無関心になってしまっているようにも書いていた。しかしながら、抵抗を示せば示すほど、患者を執拗に押さえつけようとする看護師の振る舞いは、大石も述べているように、患者の見せるその抵抗に「応答的な同調」(51)をする身体の営みに促されて、そうせざるを得ずに行っていたのかもしれない。あえて言うならば、そのように促されることに慣れてしまっているのである。しかし他方で、慣れているにもかかわらず、その行為を反省的に記述したり患者の苦しみを言葉にしているということは、医学的な判断からすると吸引が必要な状態であるためにそれを行うという専門性に、その患者の苦しみに応じてしまっている自らの感覚が覆い隠されているだけなのかもしれない。その証拠に、看護学生や新人看護師が、患者の苦痛の表情に戸惑いを覚えているのであり、その苦しみの表情に押し戻されるがゆえに、吸引する指先にもためらいがみられ、痰が溜まっているところまでチューブをすすめることができないのである。この身体の、苦しみに押し戻されるという応答は、患者とじかに接するなかで他者の苦しみを否応なく感じ取ってしまっていることを物語っているのではないだろうか(52)。

さらに、患者の吸引を行う際、看護師は痰を取り除くという行為のみを行っているわけではないことも確認しておきたい。吸引をしている看護師には、過去の状態と対比されて「いま」の患者の状態が浮かび上がり、「いま」為《な》すべきことも見えてくるのである。あるいは、同時に行われる体の向きの工夫は、その後の呼吸の援助とも結びつく。つまり吸引は、患者のさまざまな状態や文脈と切り離しては成り立たないケアであり、過去の、あるいは今後起こり得る未来の変化との関係のなかで、「いま」の実践として行われているのである。文脈のなかで実践される吸引は、一つの技術として文脈から切り離してしまうわけにはいかない。

看護師たちの病棟での具体的な動きに注目すると、彼らが複数人で共働して多くの患者の援助をしていることが見えてくる。もう少し詳しく表現すると、一人の患者の援助を行っているときにも、その背後で複数の患者の状態に関心を向ける準備をしているともいえる。そうでなければ、一人の患者を見ながら、物音を聞き分けて別の患者へ関心を向けるなどの行為は成り立たず、生じるアクシデントに対しても、常に後追いになってしまう。このような複数へ眼差《まなざ》しを向ける準備状態を、ある看護師は「濃淡」と表現し、その濃淡により生まれる感覚は、「浮かび上がる何かのただなかでもあり同時に自らの内でもあるような、あるいはいずれかに特定できない場所から生起するように経験されている」(53)。言い換えると、ある患者の吸引の必要性が濃く浮かび上がってくるとき、その見え方は、そのときの状況のなかで、優先されたり先送りされたりするさまざまな事柄と分かち難く結びついている一つの行為なのである。このような事実からも、「吸引」という一つの技術を状況から切り取ってしまうわけにはいかない。

二・私の身体に現れる実践

私の身体が患者の状態とともにあることの気づきは、原澤（第II部、pp. 131-139）によっても記述されている。

彼女は、ある一つの技術を取り上げるというのではなく、「看護師のはたらく手」という、経験を積んだ者には意識されにくい身体のはたらきの経験を、自覚的に問い直すことを試みる。この視点は、動きが習慣化することによって、その先の出来事に目を向かわせることができるようになるために、手元が暗がりになるという身体論の発想に多くを負っている。原澤の場合は、こうした身体（手）のはたらきとして、例えば臥床生活が長かった患者の「歩行練習」に付き添ったときのことを取り上げて、その患者の動きに、あるいは身体にいかに自分自身の手や身体を添わせていたのかを記述している。

このとき原澤は、患者の動きに「自然に」合わせて手の力の入れ具合を調整したり、ふらついたりしたときには、すぐさま受け止められるような微妙な場所にその手の位置が決められていたことを振り返る。しかしその自らの動きや位置どりは、患者の状態を見て、考えて、あるいは患者との距離などを数値に置き換えて、段階的に決められていたわけではないと言う。その手の働きは、知覚と思考と行為とが区別されて、前者が後者に直線的に影響を及ぼしていく結果として決まっていたのではなく、患者の状態に手の位置や身体の振る舞いが決められていたのである。言い換えると、患者の状態が「見えてくる」ことのなかに自分の行うべき行為が内包されていたのであり、その自らの動きによって患者の状態の理解も成り立っていたと考えられる[54]。原澤が看護師の手の動きに与えた「自然」「共鳴」という言葉は、こうした働き方を言い表したものと言ってもいいだろう。

またこの経験は、単に患者の動きに導かれた受動的な営みであるだけではないとも言う。患者の傍らに付き添うのは、患者が転倒せずに歩くことができるよう見守るため、あるいは転倒しそうになったときにそれを支えるための行為である。だからこそ、患者のよろめきに即座に手が差し出されるのであり、それが可能な場所に、いつも手が準備されているのである。このように考えると、看護師の、歩行練習をしている患者へ手を差し伸べるという営みは、患者に促されるという意味で受動的ではあるが、同時に転倒せぬように患者に向かっていくという能動性にも支えられており、能動的受動（受動的能動）という両義的な動きのなかで成り立っていると言っていいだろう。

望月（第II部、pp. 140-150）は、自分自身の「産業保健師の役割」としての「かまえ」を主題として、それが何を意味していたのかを振り返っている。私たちは、その場の何かにいつもすでに応答している。つまり、日常的には、たとえ油断をしていたり物思いにふけっていたりしているときであっても、何らかの表情や姿勢をとってしまっている。そしてそれは、その場や目の前にいる誰かの状態への応答であるのだから、その状態を映し出しているとも言えるのだ。

しかし望月が紹介した自身の保健師としてのかまえは、そのように成り立ってはいなかった。保健師として働きはじめたばかりの彼女は、自分が何者としてその場にいるのかがわからず不安になり、そんな自分を守るために、意図的に専門家であることを前面に押し出した身構えを作り出し、――彼女はこれを戦闘体制と呼ぶ――相手が保健指導内容に言葉を挟み込めないような姿勢をとってしまう。それだけではない。彼女は、指導に必要と思われるありとあらゆる知識を身につけ、あるいは先輩保健師の受け答えを真似て、相手に向き合わないまま、その知識を披露してしまっていたともいう。相手に合わせるのではなくて、こちらの手持ちの知識を根拠にして、肩を吊り上げ威嚇しながら「○○しなければならない」と言って、知識を押しつけてしまっていたのである。この自らのかまえを問い直すことをとおして、望月は「相手には自分自身で向き合わなければいけない」ことに気がついた。

専門家であることに過剰にこだわり身構えることによって、時に不自由な身体を経験することになる。望月のこの経験から、専門家としての振る舞いや知恵は、専門家があらかじめ所有しているものではないことがわかるだろう。たとえ知識をもっていたとしても、その人に合ったかたちに組み換えられなければ、知識がそれとして意味をもってこないのである。そうであれば、専門家の知識は、常に患者の状態とともに更新され、その状態に応じた意味として捉え直されるなかで「知（恵）」となるのである。

池田（第II部、pp. 151-160）は、教員として二人の学生の実習指導をした際の経験を振り返る。学生が受け持ったのは、いずれも、脳血管障害による麻痺のために、リハビリテーションを行っていた。一人の患者は、リハビリに前向きに取り組むことができず、患者と学生との間に距離やぎこちなさを感じていた。もう一人は、自ら積極的にリハビリに取り組み、それを学生の前でやって見せると、学生も同じように手を動かしていた。この状況を、患者のリハビリテーションへの取り組みとして見て取り、学生たちは、患者のこの取り組みに対して援助していると考えることもできる。しかし、身体論を学んだ池田は、別様のことが起こっていることを透かし見た。よくよく見ると、前者は、体全体が内側に縮こまっていた。こうした姿勢が世界に対する身構えだとすると、患者は世界へと向かうことを否定しており、生きることそのものの意欲をも失っていたのだ。そうであれば、このような患者に関わる学生は、患者のその身構えを感じ取りつつ、それを解きほぐそうとしていたのである。他方で後者の身体は世界へと開かれ、それを表すリハビリは、傍らに居る学生の身体を同調させる。この知らず知らずのうちに起こる同調は、患者の身体性を身をもって知ることを促し、看護をしているという満足感を学生に与える。池田によれば、学生たちの看護は「生きたからだ」を介して実現し、それを支えることが教員の役割なのである。

三・身体が導く実践「知」の可能性

学習会参加者の言葉を手がかりに、身体論を学ぶことにおいて気づかされた、患者の経験と看護実践の成り立ちを記述してきた。いずれの参加者も、身体論という思想に何かを触発されて、経験しているけれども気づいていなかったことへと関心を向けはじめていた。身体論は、私たちにとっての自明な経験を浮かび上がらせ、それを捉え直すことを促す。そして、こうした気づきや捉え直しが、看護実践を形作っているのである。ここに看護の実践知が生起していると言ってもいいだろう。

多くの患者のさまざまな苦しみに応じたり、生活上の世話が必要とされたりする医療現場において、看護師たちは、こちらの患者のもとで検温をしながら話をしていたかと思えば、その次の瞬間には、別の患者の体を拭いていたり、伴って廊下を歩く練習をしていたりする。多くのことを同時に、あるいは、いくつものことを重複しながら連続的に求められながらも、「いま」必要なことを見極めている。このとき、看護師たちは何に促されて動きを決めているのか、そうした状況が看護師自身の眼差しにいかに映し出されているのか。他の看護師たちといかに求められる実践を分かちもっているのか。身体論学習会参加者の関心としても見出されたこうした問いへは、生きられた身体の営みという切り口から、それが生み出されるがままに記述する現象学の仕事の延長線上で応答可能ではないかと考える。つまり、実践家である看護師の視点から彼ら自身がそこからいかに状況を眼差し、それと関与しているのかを記述することは、看護師の実践の仕方を見出す一つの方法になると思われる。看護師の視点から開示される実践は、現実に為される実践の仕方であり、その生成のスタイルそのものであるのだから(55)。

それには、まだまだ具体的な経験の言葉を紡いでゆかねばならないだろう。私たちは経験を語る言葉を経験しているほどにはもっていない。日常的に、医学用語や専門用語を話したり書いたりしてはいるが、自分自身が感じたり経験したことを言葉にする機会は少ない。とりわけＩＴ化の波に押されて導入された電子カルテの画面は、看護師の言葉を要求してはこない。しかし、このような現代的な問題ばかりが理由なのではなくて、そもそも看護実践に内包されている特徴が、言葉を作り出し難くしているのである。経験を積んだ多くの看護師たちに自分自身の実践の仕方を問うてみても、それを言葉で表現することの難しさが訴えられる。

しかし、言葉にし難いからといっても、言葉にならないわけではない。例えば一つの病棟は、経験を積んだ看護師ばかりで構成されているわけではない。新人看護師も、他の病棟から異動してきたばかりの看護師も、その病棟で長年経験を積んできた看護師も、一緒（共）に働いているのである。さまざまな経験を積んだ（あるいは経験のない）看護師たちの参加があって、看護実践は成り立っている。それだから先輩看護師は、実践の仕方を、それに相応しい言葉を用いて、あるいは自らの振る舞いを見せながら、後輩に伝達している。このような現実のなかで言葉は生み出され得るのである。この伝達において用いられる言葉や身振りを手がかりにしつつ自らの実践を振り返ることも、実践知に輪郭を与える方法になるだろう。

また、経験が少ないからこそ感じることや見えていることもあるだろう。経験を積んだ看護師が新人から気づかされることがある、と言うのは、そのためであると思われる。このようなさまざまな視点から、何人もの患者を援助しつつ、それが申し送られていく。この協働実践が、その場に参加する者たち――看護師であれ、医師であれ、患者であれ――が、いかに病いの経験や看護実践を形作っているのかを見ていくことも必要であろう。患者の生活に関わる看護実践は、けっして一人で行うことのできることではないのだから。そもそも他者に手を差し伸べようとする看護師の行為に、その他者の状態が映し出されているのであれば、同時にその行為には、協働する他の看護師たちの患者へ向かおうとする行為も反映されていることだろう[56]。

さらに、しばしば繰り返され習慣化された行為は、暗黙の営みとなり、無意識にそれをしてしまっているために言葉になりにくいと説明される。しかし、患者の状態は一人ひとり異なっているのであるから、看護という営みは、無意識なままに行われているとは言い難い[57]。メルロ＝ポンティは、画家という職業に注目して、「画家の視覚は〈見る〉ことによってしか、つまり視覚そのものからしか学べない」[58]という。つまり、絵となる風景などを見るという営みは、その風景なくしては成り立たないというのである。その風景を繰り返し眼差《まなざ》す目は、ある意味で見ることを習慣化していくが、そのつどその風景に突き動かされながら、「今度は手の動きによってその世界を〈見えるもの〉に組み立てるものなのである」[59]。看護実践においてもまた、接している患者の状態を看護師の動きが現しているのであれば、そのつどの身体の振る舞いは習慣化され暗黙になった行為というよりはむしろ、動きを通して患者の状態の知り方を学んでいるのであり、患者の状態を作り出していることにもなる。またそうであれば、この自らの行為に自覚的になることにおいて、実践の為され方を浮かび上がらせることができるのではないか[60]。それは同時に、実践を、これまでとは別のかたちに組み替える契機となるだろう。

〈引用文献〉

(1) メルロ=ポンティ、M．（竹内芳郎、小木貞孝・共訳）：知覚の現象学1、みすず書房、東京、一九六七．
(2) メルロ=ポンティ、M．（竹内芳郎、木田元、宮本忠雄・共訳：知覚の現象学2、みすず書房、東京、一九七四．
(3) 市川浩：精神としての身体、勁草書房、東京、一九七五．
(4) 市川浩：自己と身体（1）．看護教育、一八（四）：二五六-二六〇、一九七七．
(5) 市川浩：自己と身体（2）．看護教育、一八（五）：三二七-三三一、一九七七．
(6) 市川浩：ひとつの身体論のこころみ（1）身《み》の諸相．看護教育、一八（六）：三八七-三九一、一九七七．
(7) 市川浩：ひとつの身体論のこころみ（2）身《み》の構造．看護教育、一八（七）：四五九-四六四、一九七七．
(8) 新村拓：健康の社会史—養生、衛生から健康増進へ、法政大学出版局、東京、二〇〇六．
(9) フランク、A．W．（鈴木智之・訳）：傷ついた物語の語り手—身体・病い・倫理、ゆみる出版、東京、二〇〇二、二三頁．
(10) 前掲書(9)、二四頁．
(11) 前掲書(8)、二三〇頁．
(12) 前掲書(8)、二三四頁．
(13) 前掲書(8)、二三八頁．
(14) 厚生統計協会：国民衛生の動向・厚生の指標（臨時増刊）、五三（九）：一五八-一六〇、二〇〇六．
(15) 前掲書(14)、一五九頁．
(16) 副島秀久：クリニカルパスにおけるバリアンスの対処．臨床外科、五八（一一）：二四八-二五三、二〇〇三．

(17) 関戸仁、永野靖彦、三浦靖彦、他：クリニカルパスにおけるバリアンス分析の有用性．日本消化器外科学会雑誌、三五（二）：二三三-二三六、二〇〇二．
(18) メイヤロフ、M．（田村真、向野宣之・訳）：ケアの本質―生きることの意味、ゆみる出版、東京、一九八七、九三頁．
(19) 前掲書(18)、九七頁．
(20) 前掲書(14)、一五八頁．
(21) 前掲書(1)、一四三頁．
(22) 前掲書(2)、一九六頁．
(23) フランク、A．W．（井上哲彰・訳）：からだの知恵に聴く――人間尊重の医療を求めて、日本教文社、東京、一九九六、六三-六四頁．
(24) 前掲書(23)、六四頁．
(25) 前掲書(23)、六五頁．
(26) 市野川容孝：思考のフロンティア　身体／生命、岩波書店、東京、二〇〇〇、七〇頁．
(27) 細谷恒夫・責任編集：世界の名著62　ブレンターノ／フッサール、中央公論社、東京、一九八〇、二三-二五頁．
(28) 前掲書(1)、三頁．
(29) 前掲書(3)、三頁．
(30) 佐藤登美：〝病〟の意味―その秘儀なるものへ．看護展望、一一（一三）：一二三四-一二三七、一九八六．
(31) サイード、E．W．（大橋洋一、近藤弘幸、和田唯、三原芳秋・共訳）：故国喪失についての省察1、みすず書房、東京、二〇〇六、四一頁．

(32) 市川浩：精神としての身体、講談社、東京、一九九二．

(33) 前掲書(32)、一九頁．

(34) 前掲書(32)、二三頁．

(35) 前掲書(32)、四六頁．

(36) 佐藤登美：看護行動の根拠としての、私の〝身体〟—Kさんのケーススタディ雑考．看護、三〇（四）：一五-二五、一九七八．

(37) 前掲書(3)、二二六頁．

(38) 前掲書(32)、三八-四〇頁．

(39) 前掲書(31)、三五頁．

(40) 前掲書(32)、三六-三七頁．

(41) 前掲書(32)、三五-四三頁．

(42) 前掲書(1)、一頁．

(43) 前掲書(1)、四頁．

(44) メルロ=ポンティ、M．（竹内芳郎、木田元、滝浦静雄、佐々木宗雄、二宮敬、朝比奈誼、海老坂武・訳）：シーニュ2、みすず書房、東京、一九七〇、一一頁．

(45) 前掲書(44)、四頁．

(46) 前掲書(1)、一頁．

(47) 前掲書(1)、一一頁。
(48) 前掲書(32)、二一頁。
(49) 前掲書(2)、二一三頁。
(50) 前掲書(3)、九〇頁。
(51) 前掲書(3)、一〇六―一〇八頁。
(52) 西村ユミ：交流する身体―〈ケア〉を捉えなおす、日本放送出版協会、東京、二〇〇七、八五―八七頁。
(53) 西村ユミ：〈動くこと〉としての〈見ること〉―身体化された看護実践の知。石川准・編、身体をめぐるレッスン3 脈打つ身体、岩波書店、東京、二〇〇七、一三九頁。
(54) 前掲書(53)、一三五―一三九。
(55) 前掲書(53)、一二九頁。
(56) 前掲書(52)、一五九―一八四頁。
(57) 前掲書(53)、一五〇頁。
(58) メルロ=ポンティ、M.（滝浦静雄、木田元・訳）：目と精神、みすず書房、東京、一九六六、二六二頁。
(59) 前掲書(58)、二六三頁。
(60) 西村ユミ：看護ケアの実践知：「うまくできない」実践の語りが示すもの。看護研究、四四（一）：四九―六二、二〇一一。

あとがき

現在、平成二五（二〇一三）年の一二月。紅葉が風に舞い、はだか木が現れると、急に朝の寒さが厳しくなってきました。

本書を企画したのが平成一八年の秋、当初、上梓は一九年の春を予定していました。個人的なことですが、その春が私の定年でしたから、それに間に合わせようとしていたのです。ところが、以来六年余りの年月が過ぎてしまいました。この遅延の理由はひとえに私の体調と杜撰な予定（目論見）にあり、原稿が書き上げられなかったことによります。関係者には何とも申し分けのないことをしました。とくに、執筆者となった当時のゼミ（研究会）に参加されていた教員や院生の方はむろん、へるす出版の担当者の方にはどんな謝罪も許されないほどのご迷惑をお掛けしてしまいました。心からお詫びを申しあげ、お許しを願うばかりです。それから、本書の発行を心待ちにして下さった方々にも、同様のお詫びと待っていただいたことへの感謝を申しあげたいと思います。

さて、本書の意図は、現状の看護実践の中で「〝生きるからだ〟に向き合う」とは、どういうことか、その作業と思索に挑戦することでした。また、その特色を問われれば、端的に「身体（からだ）と看護実践の関係」を綴ったものだと言えます。それはまず、〝身体ばなれ〟を気づいたところから始まり、〝身体論〟の理解を底辺にして、看護師が自らの経験である看護実践を記述、あるいは表現したものを編集した点にあります（第Ⅰ部、第Ⅱ部）。また、第Ⅲ部では「いま、なぜ身体論なのか」と、医療の現場を分析し、問題の所在を明らかにしながら、〝身体〟との関係の回復をめざす位置から、これからの看護を論述しています。その論述では、前部の臨床看護師や院生の記述した看護実践を実証的に織り込むようにして、〝知の探求〟を進めています。それぞれの実践経験（事例）が身体（論）的に紡がれ（繋いで）、考察が深まっていきます。これは、本書の企画時に求めた以上の成果をもたらしました。西村ユミさんの労作です。こういう〝知〟と〝経験〟の突き合わせるような記述があれば、難解と言われている身体論、いわゆる〝からだの現象学〟もわかりやすくなります。西村さんの〝身体論〟に対する情熱的な意思と人間《ひと》に対する思いやりがあればこそ、為せた仕事だと思っています。感謝したいと思います。

この発行を遅らせてしまった六年余りの間にも、医療の現場は雰囲気というかその趣きを随分と変えてきました。その現場に、持病のある私はずっと通ってきました。最後に、そこでの印象を、〝生きるからだ〟という視点から少しスケッチをしてみます。果たして、本書の狙いに添えるかどうか。

昨今の病院は、診療の適切化・機能化を合理的にめざしたせいか、ほんの一昔前にはあった、人がやる仕事についてくる野暮ったさのようなものがなくなりました。もっとも、洗練されてきたと言えばよいのかも知れませんが、〝からだ〟的には、医療の現場はますます乾燥してきたなという印象です。

比喩的な言い方ですが、今、病院のような医療機関には湿度というものがほとんど感じられません。電子技術が至る所で応用され、必要な操作や手続きの多くが〝自動化〟になりました。診察の受付は自動機で、検査の説明はペーパー、順序は番号で電子蛍光板、精算も診察券を差し込む自動精算機、薬は電子蛍光板に番号が出るのを待つ、といった具合です。このやり方を呑み込みさえすれば、極端な場合では患者は病院の玄関から入って診察を受け出てくるまでの間、病院スタッフと一言の言葉も交わさないで済みます。要するに、こうした〝自動化〟は、直接的な人との接触を見事に削減しました。その結果、生き物が有している体温とか湿度（しめり）のような感触に出会うことが、全くもって少なくなってしまったのです。

処方された薬袋をぶら下げて病院の玄関を出てくると、私と同じように出てきた患者さんが「今日は待たされたねぇ」と同意を求めるかのように、声をかけてきます。その表情が外来に居たときより柔らかなので、私も思わず「全くだねぇ」と返せば、これで終わりです。そこでやっと人に会えた気持ちになります。こんな気持ちが、院内や診てもらう間にもっとあったらいいなと言うのが、私の希望です。もしくは、医療のようなサービスでは、経済的な理由や人手不足といった理由から進められる自動化であっても、おのずと限度があってしかるべきだと言いたいのです。しかし、その限度を具体的に提示できるのはどんな考え方（理念）でしょうか。あるいは現今《いま》誰に期待できそうですか。

〝生きるからだ〟に向き合うとは、患者との直接的な対応のみならず、診療の安全確保や生活環境（アメニティ）の改善への目配り（そういう領域）も含まれて当然です。1日に数百人、あるいは千人を超える外来患者を迎えていながら、待合室など環境の整備や快適さに頓着がないのは、言わば医療に携わる者らの〝からだ〟が機能していないからです。いっそ、病院が乾燥する原因は自動化ならず、医療にかかわる者の〝からだ〟が動いていないか、乾いてしまったせいだと言い換えた方がよいかもしれません。もしそうなら、危機は医療担当者に深刻だと言わねばなりませんが、いかがでしょうか。ともあれ、現代社会にあって、その最も先進的技術を駆使せねばならない医療の現場には、ますます〝身体論的〟な思索や試みが欠かせないと思います。

末筆ながら、へるす出版編集部の渡部勝様、後藤博史様には、ただ待っていただいたというような言葉では、到底表現できないほどのお世話になりました。もし、お二方の忍耐強くて温かいお気持ちがなければ、本書は出版には至らなかったでしょう。心からお礼を申しあげます。ありがとうございました。

それから、西村ユミさん、奥原秀盛さん、嘗《かつ》ては同僚として一緒になって教育活動を担当し、自主ゼミでは集まったメンバーと共に熱っぽく議論をしました。いま思い出しても、本当に楽しかったです。とくに、その沸騰した議論の余熱が消えないまま、よく昼飯へと出かけました。きっちりと向き合っての議論は、〝からだ〟中で考えるから、自然と熱くなるのです。そんな熱さは今でも懐かしく、ときどき思い出しています。またこのたびは、執筆者の方と出版社の間での調整など、お二方でなければできないことを長時間にわたってたくさんしていただきました。心から、お礼を申し上げます。

平成二五（二〇一三）年一二月

佐藤　登美

〝生きるからだ〟に向き合う—身体論的看護の試み—

定価(本体価格 3,200 円+税)

2014 年 1 月 20 日　第 1 版第 1 刷発行

編　著／佐藤　登美，西村　ユミ
発行者／長谷川恒夫
発行所／株式会社 へるす出版
〒164-0001　東京都中野区中野 2-2-3
電話　03-3384-8035〈販売〉　03-3384-8155〈編集〉
振替　00180-7-175971
http://www.herusu-shuppan.co.jp
印刷所／あづま堂印刷株式会社

ISBN 978-4-89269-709-8